U0218898

传承　协作　求真　创新

北京协和医院超声医学教学基地实践与探索

主编　姜玉新　李建初　荆志成

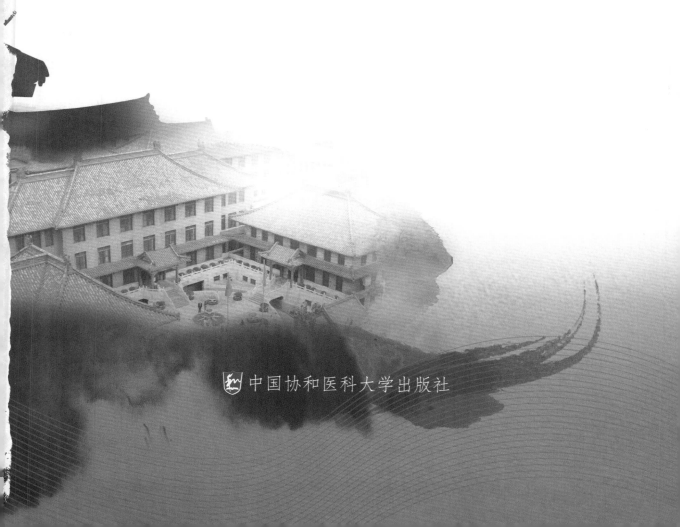

中国协和医科大学出版社

图书在版编目（CIP）数据

北京协和医院超声医学教学基地实践与探索／姜玉新，李建初，荆志成主编．—北京：中国协和医科大学出版社，2020.10

ISBN 978 – 7 – 5679 – 1578 – 7

Ⅰ．①北…　Ⅱ．①姜…　②李…　③荆…　Ⅲ．①北京协和医院 – 超声波诊断 – 医学教育 – 教学研究　Ⅳ．①R445.1

中国版本图书馆 CIP 数据核字（2020）第 157615 号

北京协和医院超声医学教学基地实践与探索

主　　编：姜玉新　李建初　荆志成
责任编辑：杨小杰　戴申倩

出版发行：**中国协和医科大学出版社**
（北京市东城区东单三条 9 号　邮编 100730　电话 010 – 65260431）

网　　址：www.pumcp.com
经　　销：新华书店总店北京发行所
印　　刷：中煤（北京）印务有限公司

开　　本：787×1092　　1/16
印　　张：12.75
字　　数：210 千字
版　　次：2020 年 10 月第 1 版
印　　次：2020 年 10 月第 1 次印刷
定　　价：116.00 元

ISBN 978 – 7 – 5679 – 1578 – 7

谨以此书献给北京协和医院建院 100 周年

编委会名单

序　言

　　住院医师规范化培训是临床医生成长的重要基石，也是加强我国卫生人才队伍建设、提高医疗卫生工作质量的治本之策，是深化医药卫生体制改革和医学教育改革的重大举措。

　　北京协和医院早在 1921 年建院之初，在中国率先建立了严格、规范的住院医师培训制度，并在近百年的传承和发展中始终坚持"注重三基三严、注重素质培养、注重国际接轨"。新时代呼唤新担当和新作为，2015 年北京协和医院牵头多家国内顶尖医院共同成立了"中国住院医师培训精英教学医院联盟"，2018 年协和住院医师培训国际论坛上发布了我国首个"住院医师核心胜任力框架共识"，中国住院医师毕业后教育迎来新里程碑。

　　成立于 1986 年的北京协和医院超声医学科作为国内最早建立的超声医学科之一，30 余年来始终秉承"严谨、求精、勤奋、奉献"的协和精神，努力推进学科建设发展，目前已成为拥有 10 个亚专业组的国家级重点学科、国家级重点专科。北京协和医院住院医师规范化培训超声专业基地建设依托于超声医学科和心内科，近年来已逐渐形成了具有协和特色的超声教学基地课程体系，建立了超声虚拟教学实验室、远程教学中心等先进教学设施，完善了以住院医师规范化培训管理委员会为主要架构的精细化管理体系，显著提高了住院医师的培训质量。超声教学基地教师先后获"北京市师德榜样""周永昌超声医学教育奖功勋奖"、中国医师协会住院医师规范化培训"优秀专业基地主任"及"优秀带教老师"等荣誉称号。这本《北京协和医院超声医学教学基地实践与探索》以客观详实的内容，全面呈现了北京协和医院超声教学基地建设面貌，展现了协和人"矢志不渝育桃李"的美好画卷。

　　问渠那得清如许，为有源头活水来。希望北京协和医院超声教学基地不断加强梯队建设、行稳致远，为我国超声医学事业的发展作出更大的贡献！

北京协和医院院长

中国科学院院士

中国科协副主席

中华医学会常务副会长

2020 年 8 月

前　言

　　近年来，超声医学执业医师数量日益增多，超声住院医师规范化培训已广泛开展，教学基地、教学体系及人才培养的建设和探索，已成为超声学科发展中备受关注的热点问题。北京协和医院超声医学科历来重视教学基地建设、专业人才培养及毕业后教育工作探索及实践，作为国家级重点学科及国家级重点专科单位，超声医学科注重学科建设，不断拓宽加深专业方向、建设完善人才梯队、精细优化科室管理。开发应用信息化管理系统，建立完善的预约、分诊、转会诊体系，形成信息化新时代背景下超声学科的特色管理模式。科室重视国内外学术交流与合作，多次主办、协办重大国内外会议，与国内外多家医院建立合作，不仅促进学科发展及对外协作，也推动了超声新技术在中国的普及和超声医师诊疗水平的提高。

　　北京协和医院于1972年建立超声诊断专业组，1986年正式成立超声医学科，迄今已有三十余年历史。在协和"三基三严"教学理念和联盟住院医师核心胜任力框架共识的指导下，超声住院医师规范化培训基地进行了卓有成效的教学改革，通过多元化的课程教学、合理的规范化培训教学单元设置和质量控制、教学信息化建设与精细化管理等探索，形成较为成熟的分层分级的进阶式超声住培模式，取得贯穿了超声理论、技术、操作、考评等住培全过程的显著教学成果。此外，北京协和医院超声医学科作为国家及北京市超声医学质量控制与改进中心的挂靠单位，在临床实践中严格把控超声医疗质量安全，不仅有效提高了医疗质量，也锻炼了优秀的教学与质量控制管理团队。

　　本书将北京协和医院超声教学基地多年来的教学发展历程、工作经验、实践模式等内容集结成册，愿以此作为超声界乃至有志于医学教学工作同道们的沟通桥梁，携手前行，全力探索，勇于创新，不断建立并推进全国超声住院医师规范化培训工作的新理念、新方法和新面貌！

　　在此，向每一位参与本书创作和编写的专家和成员表示由衷的感谢，感谢在百忙之中的辛勤付出，并致以诚挚的敬意。

姜玉新　李建初

2020 年 8 月

目　　录

1　开篇 ·· 1

一、超声医学科 ·· 1

二、心内科 ·· 3

2　教学篇 ·· 5

一、教学管理架构及管理人员职责 ······················· 5

二、协和超声教学特色及住培模式 ······················· 8

三、教学成果 ··· 50

3　医疗篇 ··· 57

一、亚专业组介绍 ··· 58

二、多学科诊疗 ··· 86

三、科室质量控制 ··· 87

4　科研篇 ··· 93

一、获资助的科研基金课题 ······························· 94

二、医疗科技成果奖 ··· 99

三、注册临床试验项目 ·· 102

四、专利 ··· 103

五、青年医师发表 SCI 论文 ··································· 103

5 管理篇 •••••••••••••••••••••••••••••••••••• **109**

一、科务管理 •••••••••••••••••••••••••••••••••• 110

二、党建工作 •••••••••••••••••••••••••••••••••• 114

三、科室文化建设 •••••••••••••••••••••••••••••• 115

四、奖励及荣誉 •••••••••••••••••••••••••••••••• 134

6 协作篇 •••••••••••••••••••••••••••••••••••• **143**

一、国际合作项目 •••••••••••••••••••••••••••••• 144

二、国内合作项目 •••••••••••••••••••••••••••••• 149

三、学术会议 •••••••••••••••••••••••••••••••••• 155

四、国家及北京市超声医学质控工作 •••••••••••••• 160

五、援藏超声学科建设 •••••••••••••••••••••••••• 164

附录：北京协和医院超声教学基地团队 •••••••••••• **170**

一、超声医学科教学团队 •••••••••••••••••••••••• 170

二、心内科超声心动图教学团队 •••••••••••••••••• 183

三、招生信息 •••••••••••••••••••••••••••••••••• 190

致谢 •• **191**

1 开篇

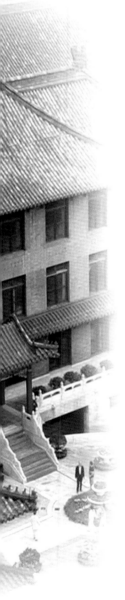

北京协和医院超声教学基地简介

一、超声医学科

北京协和医院超声医学科于 1986 年正式成立，是中国最早建立的超声医学科之一。在邹贤华教授、张缙熙教授、程玉芳教授、姜玉新教授、戴晴教授、李建初教授等带领下，科室不断发展壮大。学科带头人姜玉新教授现任亚洲超声医学和生物学联合会理事、副主席，中国医师协会副会长等重要任职。科室现为中华医学会超声医学分会主任委员单位、国家超声医学质量控制中心主任单位、北京医学会超声医学分会主任委员单位、北京医师协会超声专科医师分会会长单位、北京市超声医学质量控制中心主任单位及北京市远程会诊中心单位。

科室承担全院门急诊、病房、国际医疗部、特需医疗部和保健等医疗任务，目前每天检查 2000 余人次，全年检查 50 余万人次，施行介入超声 7000 余人次。检查项目涵盖腹部、小器官、血管、妇产、介入等内容，包括大量疑难病例的会诊。科室设施及仪器设备优良，拥有国际先进超声诊断设备及介入治疗设备。

科室近年来着力于信息化建设，目前已搭建了较为完善的医疗、教学、科研、管理一体化信息平台，不仅为科室医疗质量安全提供了保障，也将教学、科研等纳入系统化管理，大幅提高了科室各类工作的效率，并于 2019 年获得"国家卫生健康委医政医管局改善医疗服务创新科室"和"国家卫生健康委医政医管局华北赛区最具价值案例奖"两项奖励。作为国家超声医学质量控制中心主任单位，首次完成全国超声专业医疗质量数据指标收集，覆盖全国各省市自治区共 6431 家医院。积极推动多学科合作，先后牵头获得教育部优秀科学技术进步奖 2 次、中华医学科技奖 4 次、华夏医学科技奖 2 次。

　　北京协和医院超声医学科重视国内外学术交流与合作，多次主办、协办重大国内外会议，与国内外多家医院建立友好合作关系，促进学科发展，有力地推动超声新技术在中国的普及和诊疗水平的提高。除作为中华医学会超声医学分会、北京医学会超声医学分会主任委员单位牵头每年举办高质量的年会外，曾举办的国际性大型学术会议还包括：2004年国际乳腺超声研讨会、世界医学超声与生物学大会教育培训会；2010、2012、2014年国际妇产科超声学会培训会议；2017年第十五届亚洲超声医学与生物学联合会工作坊暨第九届北京医学影像发展论坛超声分论坛等。此外，姜玉新教授在担任中华医学会超声医学分会主任委员及亚洲超声医学与生物学联合会（亚超联，AFSUMB）理事、副主席期间，积极开展国际合作与学术交流，建立了与亚超联、国际妇产科超声学会（ISUOG）等国际学术组织的合作关系，并在2020亚超联年会申办中发挥主导作用，为促进我国超声医学与世界接轨作出重要贡献。

　　北京协和医院超声医学科一贯重视超声医学教育，是中国最早建立超声培训基地的科室之一。1995年，北京协和医院与美国费城托马斯杰斐逊大学医院合作建立了北京协和 - 美国杰斐逊超声教育培训中心。2002年，超声医学科成立了北京协和 - 美国菲利浦高分辨力数字超声成像中心。2003年，超声医学科成立超声造影临床培训基地。2007年，开通超声教育网站Sonoworld中国站，为中国超声医师提供了有力的学术辅导及支持。2014年，启动高级研修班培养项目。2017年，成立协和 -GE 自动乳腺全容积超声（ABUS）标准化远程读图中心。与麻省总医院、斯坦福大学等建立长期合作交流关系。近5年来牵头举办国家及省市级重大学术活动34场，连续5年支援西藏超声医学建设，截至2019年已成功举办七届协和 - 西藏超声论坛。作为国家毕业后医学教育培训基地、全国骨干师资培训基地，为国内输送了大量优秀超声医学人才。

　　北京协和医院超声医学科先后牵头将第一代和第二代超声造影剂引入中国。近年来陆续应用超声弹性成像及超声光散射断层成像等新技术诊断乳腺疑难病例，提高了早期乳腺癌的诊断准确率。此外，还将最新的实时三维超声技术引入妇科及产科领域；开展了光声成像、人工智能（AI）诊断等多项新技术的临床应用研究；定期参加协和罕见病多学科诊疗（MDT）工作。秉承着"严谨、求精、勤奋、奉献"的协和精神，北京协和医院超声医学科也提出"传承、协作、求真、创新"的科训，在几代人的努力之下，已发展为包括腹部、甲状腺、乳腺、妇科、产科、血管、介入及超声造影等在内10个亚专业组的国家级重点学科、国家级重点专科。

　　近年来，在姜玉新教授带领下，超声医学科根据临床实践需要开展了多项研究工作，作为平台科室承担了国家自然科学基金、国家"十五""十一五""十二五"科技攻关项目、科技部国际科技合作项目等国家级科研课题近40项，北京市杰出青年基金、卫生部、教育部等省部级项目20余项，并连续5年获国自然基金资助，仅2019年一年即获4项国自然基金资助，课题内容涵盖甲状腺、乳腺、产科、肾动脉等多个领域。承担院校级教育改革项目11项。主编《中国胎儿产前超声检查规范》等5部指南及规范；主编《医学超声影像学》《超声疑难病例解析》《超声医学高级教程》等20余部著作。

雄关漫道真如铁，而今迈步从头越。目前北京协和医院超声医学科发展迅速、梯队建设稳健，正在为超声事业在我国的发展不断作出贡献（图1-1）。

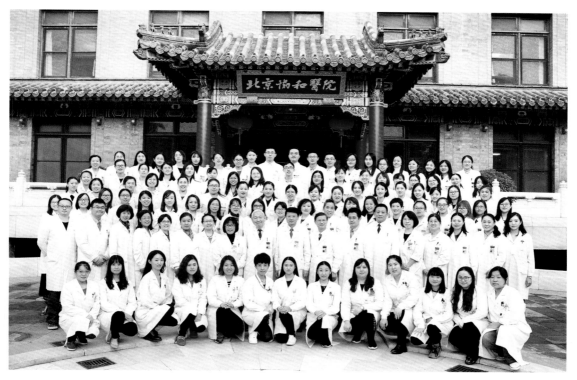

图1-1 北京协和医院超声医学科大家庭
（摄于2017年）

二、心内科

北京协和医院心内科具有悠久的历史。早在中华人民共和国成立初期，黄宛教授和方圻教授组建了北京协和医院内科心组，在国内的内科领域开创了心血管亚专业的临床建设。

20世纪50年代初期，黄宛教授等从修复三导联的弦线心电图机开始到改革出十二导联心电图机，为心电图在我国的普及作出巨大贡献。20世纪50年代末期，在黄宛和方圻教授的领导下，为确诊先天性心脏病（先心病），在国内率先开展了右心导管检查。1958年中国医学科学院阜成门外医院（现为中国医学科学院阜外医院）成立初期，黄宛、方圻、陈在嘉、吴宁教授等由协和医院内科调往中国医学科学院阜成门外医院，为我国第一家心血管专科医院的创立作出了贡献。此后，方圻和吴宁教授返回协和。方圻、金兰、吴宁和朱文玲教授曾先后担任心内科行政主任，建立心内科的电生理专业、心导管室和心内科实验室，较早地在国内开展射频消融治疗阵发性室上性心动过速、冠状动脉内超声成像技术的临床应用等项目，对国内心血管界产生广泛的影响。目前协和医院心内科为国家级重点学科，在国内心血管界有很高的学术地位。

科室现状与人才梯队方面，心内科现共有主任医师10人，副主任医师20人，主治医师16人，副研究员1人，副主任技师1人，主管技师及技师9人，导管室专科护师8人，病房副主任护师1人，主管护师、护师及护士30人。

方圻是我国心血管界德高望重、最有影响的老教授，得到整个心血管界的尊重和敬仰。吴宁、金兰、游凯、戴玉华、朱文玲教授也都是国内心血管界的知名专家。张抒扬、方全、荆志成、严晓伟、方理刚、沈珠军、范中杰等教授在国内也都享誉盛名，在《中华心血管病杂志》《中国循环杂志》《中国心血管杂志》《中华老年心脑血管病杂志》《中国介入心脏病学杂志》《基础医学与临床》《中国起搏电生理杂志》《中华心律失常学杂志》等核心杂志担任副总编辑及编委，并且已成为世界肺高血压协会、长城国际心血管病大会、阜外国际心血管病大会、中国介入心脏病学大会（CIT）、国际介入心脏病学研讨会、高血压及相关疾病国际研讨会、全国介入心脏病学论坛等国内大型心血管年会的主席团或学术委员会的成员，并应邀在国际、国内的大型研讨会上作主要发言，是目前在国内心血管界有影响力的骨干成员。

在学科建设和专业组成方面，心内科目前已建立完整的冠脉介入、电生理、心脏起搏和超声心动图梯队，并且正在完善及成立更为细致的亚专业学科，如高血压、心衰、肿瘤相关心脏病、心肌病心肌炎、肺血管病等。

2 教学篇

北京协和医院超声教学基地始终注重教学及人才培养工作，在"健康中国2030"战略背景下，不断完善本专业本科生、住院医师、研究生、进修医师、高级研修班等各类超声医学教学体系，强化师资团队建设，开展形式多样的课程，推动教学模式创新改革，率先提出并积极推广分级分层人才培养等教学工作，初步构建了具有本专业特色的教学体系，不仅培养了优秀的超声医学人才，也在教学实践中锻炼了成熟的超声医学教学与质量控制管理团队。

2014年起，国家超声住院医师规范化培训工作从医学影像学科独立出来，完善住培体系成为超声教学基地的重点教学工作之一。自2015年"中国住院医师培训精英教学医院联盟"（以下简称住培联盟）成立并于2018年发布中国首个"住院医师核心胜任力框架共识"以来，北京协和医院超声教学基地始终秉承"三基三严"教学理念及住培联盟共识中核心胜任力为导向的教学宗旨，进行了一系列卓有成效的住培教学改革，包括改进完善超声住培管理制度、创立交叉立体的住培管理架构、组建住院医师管理小组、探索并设立住培教学规范化课程和教学单元、改革完善岗前培训教学内容、根据岗位胜任力实施进阶式上岗、因材施教分层培养等，形成一套较为成熟的分层分级的进阶式超声住培模式。2017年超声专业基地获得全国住院医师规范化培训骨干师资培训基地；基地教学老师曾荣获"北京市师德榜样""周永昌超声医学教育奖功勋奖"、中国医师协会住院医师规范化培训"优秀专业基地主任"及"优秀带教老师"等荣誉称号。

十年树木，百年树人。超声教学基地在不断完善和可持续性发展的过程中，吸引并培养着全国各地学子，也希望每位"协和超声人"延展并传递协和教学精神。

一、教学管理架构及管理人员职责

北京协和医院超声教学基地始终坚持以高标准、高起点和严要求开展教学管理工作，通过不断强化教学、考核、师资的全程管理，确保超声教学的规范性、科学性、可实施性及可持续性，切实提高超声教学质量。协和超声教学基地创立交叉立体的超声教学管理架构，成立专门的住培管理委员会（表2-1），并将教学管理制度流程化，不断改进并优化基地教学工作。

（一）历任教学管理人员

表 2-1　历任教学管理人员名单（姓名按任职先后排序）

任　职	姓　名
北京协和医院超声住院医师培训专业基地负责人	李建初
北京协和医院教育委员会成员、北京协和医院超声住院医师培训专业基地教学主任	夏　宇
科室代理教学主任（2018～2019）	杨　萌
超声医学科历任教学秘书	夏　宇、杨　萌、张一休、武玺宁、王亚红
超声心动学组历任教学秘书	林　雪、徐瑞燚、郭潇潇、赖晋智
历任教学助理	张一休、桂　阳、王若蛟、陈天娇、陶蕙茜、陈雪琪、董一凡
历任教学干事	韦　瑶、王亚红、张晓燕、王　莹、张　莉
2015～2019级年级班主任	王　铭、苏　娜、韦　瑶、武玺宁、桂　阳
2015～2019级年级班长	高璐滢、张　莉、马　莉、陈　程、王　欣
进修医师管理	齐振红、夏　宇、刘　赫、李建初、张　波、孝梦甦、赵瑞娜
高级研修班管理	夏　宇、刘　赫、游珊珊、张　璟

（二）超声住培管理架构

超声专业基地住培管理委员会负责人为基地主任，执行人为教学秘书，主要成员包括教学主任、教学秘书、教学干事、教学助理、教学助手、各年级住院医师班主任和班长（图2-1）。住院医师规范化培训管理委员会作为一个完整的管理体系，按照工作章程，每月召开住培管理例会，完善教学管理制度，制定教学计划，汇报、讨论阶段教学工作，分配落实教学任务，持续改进教学方案，并进行教学信息化建设和教学质控等工作。

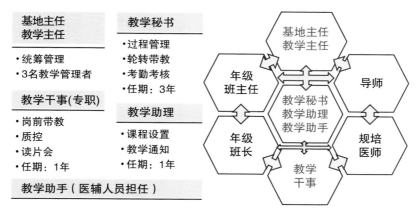

图 2-1　超声住培管理架构

（三）超声住培管理人员职责

超声专业基地住培管理委员会各主要成员的主要工作职责如下：

1. 基地主任

在教学副院长领导下，全面负责超声基地的教学工作、基地建设及科室教学工作的总体安排，规划科室教学工作的发展。

2. 教学主任

在基地主任的领导下，督导科室各项教学工作，如本科生教学、住院医师培养、研究生培养、高研班及进修医师教学管理等。

3. 教学秘书

任期三年，由主治医师担任。统筹安排科室教学活动；组织学系建设及科室教学改革，基地建设、评估检查、教学评优、教学改革项目申报、师资培训等工作。负责住院医师规范化培训及博士后培养项目的实施，包括招生、入科教育、轮转、培训、考勤、考核、评价反馈和结业等。

4. 教学干事

任期一年，由高年住院医师及主治医师担任。负责住院医师上岗前练习岗带教，专职负责低年资住院医师门/急诊诊疗过程中的督导会诊及质控工作，主持每周一次的住院医师读片会，确保日常门/急诊工作的顺利进行和医疗质量。

5. 教学助理

任期一年，由高年资住院医师担任，负责科室各种教学活动的课表制定、通知发布等，主持科室教学活动。

6. 年级班主任

由主治医师担任，监督管理本年级住院医师的考勤、上岗、学习情况，收集住院医师月度工作汇报，并给予面对面反馈。

7. 年级班长

各级住院医师入科后，评选一名优秀且富有责任心的住院医师担任班长，协助班主任进行本年级的统一管理，协助本年级住院医师的带教安排、轮转培训及考核等。

二、协和超声教学特色及住培模式

（一）多元化超声住院医师培训课程

规培住院医师、临床博士后的教育背景、自我意识等现状对教学课程提出了更高的要求。精准教学是解决学生个体差异、达成教学目标的良好方法。协和超声住培基于需求开展了多元化精准教学：根据学生教学需求调查结果，有效利用科室教学资源，设计了以住院医师晨课（早间 workshop 课程）、基础级别课程、高级别课程等为主的 7 个分级培养教学模块，建立了临床与教学并行的课程体系。

1. 基础级别课程

基础级别课程是超声医学科开展住院医师规范化培训改革后的新课程。教学对象为第一年住院医师，由副教授及主治医师担任授课老师，共 30 次课，授课频率每周 2 次，每次 2 小时。教学内容以规范化扫查、解剖和正常声像图读片、常见病变读片、诊断和鉴别诊断为主要学习要点，全面涵盖各系统器官的疾病；同时包括超声住培核心要求、超声诊断物理基础和仪器的调节使用、临床超声诊断基础及报告书写规范等。

为了加强教学效果，基础级别课程采用了翻转课堂的方法。首先由带教老师提前布置教学任务，确定学习重点；学生通过课前预习、自学完成基础知识的学习；在课堂上由两名学生辅助讲解重要知识点，提交问题和难点；学生互相交流、沟通后，由教师总结回答问题（图 2-2）。

2. 高级别课程

高级别课程的教学对象为二、三年级规培住院医师 / 研究生、临床博士后、进修医生等。授课频率为每周 2 次，每次 2 小时。授课内容以临床诊断思路分析为主，强调疾病的鉴别诊断要点。

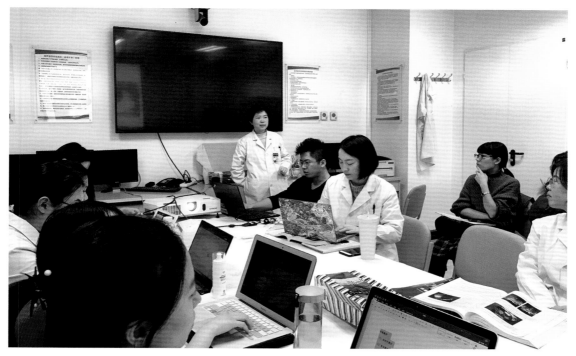

图 2-2 刘真真医生带教 2018 级基础级别课程《卵巢常见病变病理生理、读片、诊断及鉴别诊断》

高级课程的教学模式是以器官系统为中心的教学。将诊断学、医学影像学、内外科学等内容横向综合，缩减现有临床较少使用的陈旧内容，增加胃肠超声、经直肠超声、介入超声等内容，充实超声造影、超声介入、弹性成像、三维超声、术中超声等新技术。在授课中包含大量的临床真实病例，增加 CT、磁共振成像（MRI）、数字减影血管成像（DSA）等多种影像学方法的合理选择，了解超声的优势和特点（图 2-3）。

3. 操作带教 / 虚拟超声教学

超声初学者入科 3 个月后，开始进行上机操作带教。带教老师为主治及以上职称医师，每组带教人数 3 人，保证每人享有充足的教学资源。带教内容包括：超声仪器的调节使用、腹部、妇产科（含经阴道超声）、颈部血管、四肢血管、腹部血管、心脏超声的基本检查手法，由浅入深，逐步推进。

利用综合超声虚拟训练系统（CAE-VIM-001）及 Blue Phantom 教学模型，辅助进行腹部、心脏虚拟超声带教，协助第一年规培医师学习超声解剖、正常声像图表现及操作手法练习，协助第二、三年级规培医师练习心脏超声（图 2-4）。

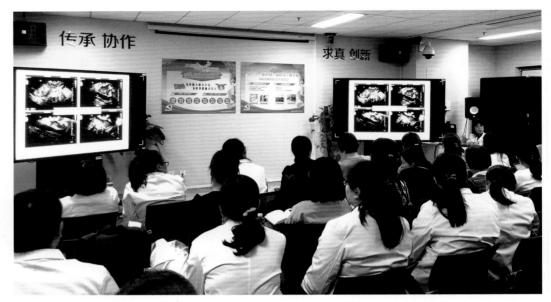

图 2-3　2018 年戴晴教授主讲高级别课程《瘢痕妊娠与胎盘植入的超声诊断及风险防范》

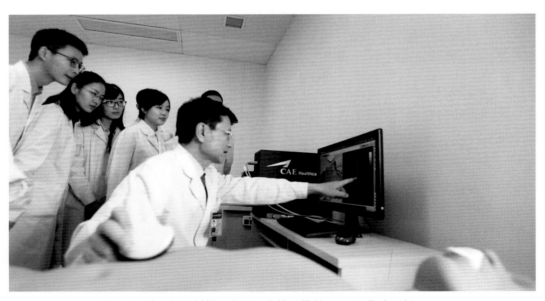

图 2-4　姜玉新教授使用虚拟超声模型带教 2017 级住院医师

4. 住院医师晨课（早间 workshop）

住院医师晨课的教学对象主要为第一年住院医师，授课频率为每周 3 次，每次 30 分钟。基于住培医生教学需求的调查问卷，对现有教学需求进行梳理后设置授课内容，共 50 个学时，含 5 课时入科教育、12 课时人文素养及医患沟通、12 课时科研专题培训、21 学时临床技能及执业医师课程等四个方面。医学人文、科研专题培训、临床技能及执业医师课程共 4 个教学小组，集体备课，保证授课质量。住院医师晨课学习老协和 24 小时工作制度，在繁忙的日常工作中，充分利用早上的碎片时间，是一种短小精悍的微课堂，其主题鲜明，内容精练，便于记忆，有助于提升住院医师规范化培训的教学效果（图 2-5，图 2-6）。

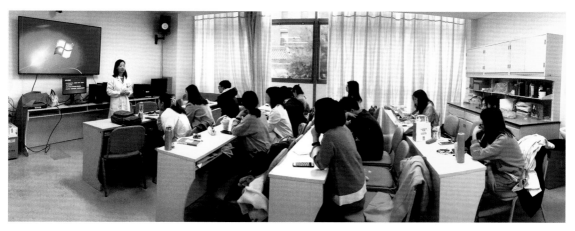

图 2-5　2019 年张一休副教授主讲晨课《医患沟通与技巧》

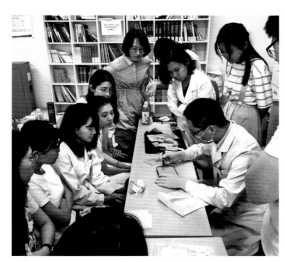 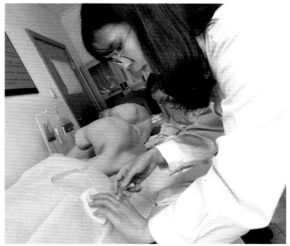

图 2-6　2019 年执业医考操作 workshop：切开缝合、腰椎穿刺

5. 疑难 / 漏误诊病例分析

疑难 / 漏误诊病例分析的教学对象为全科超声医师，授课频率为每周 1 次，每次 45 分钟。这一部分为问题导向结合案例式教学，以问题为引导，结合多媒体及医学影像学工作站，准备临床病例相关超声图像，突出超声医学的影像化特点（图 2-7）。通过对同系列疾

病的学习，丰富知识面，了解各系统器官疾病自身特点及超声成像的局限性；不断积累经验，尽可能避免不必要的错误。

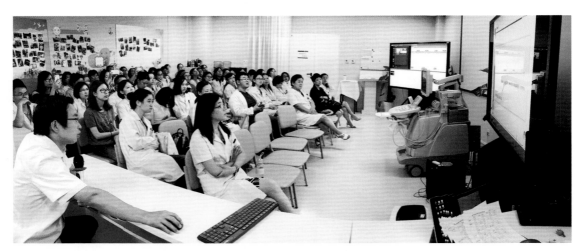

图 2-7　2018 年赖兴建副教授主持疑难病例分析讨论

6. 住院医师读片会

住院医师读片会的主讲和授课对象均为第二、三年级规培医师，常年开设，授课频率为每周 1 次，每次 45 分钟。由教学干事（门诊督导）组织管理并主持，住院医师针对日常临床工作中遇到的病例进行读片分析，与同年资的住院医师分享相关疾病的临床和超声知识，并进行交流和讨论，内容简洁，形式活泼，可接受度强（图 2-8）。另外，教学督导每两月对日常巡会诊过程中遇到的集中问题进行汇总分析，便于及时发现和纠正住院医师在临床工作中的不足。

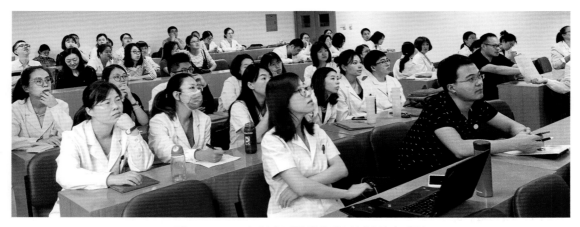

图 2-8　2018 年超声医学科住院医师读片会现场

7. 远程教学

协和超声医学科已建设了高清数字化远程教学系统，在东西院区 27 间超声诊室、示教室、会议室和医生办公室配置了远程教学设备，可以进行实时的远程教学。同时，超声门诊示教室配置了三幅大显示屏，可以同时显示超声图像、仪器操作和检查手法，显著提高了远程带教效果。目前科室已开展远程病例会诊、远程理论授课等教学课程，并继续探索实施远程巡会诊、远程带教、远程考核等教学活动（图 2-9，图 2-10 及表 2-2）。

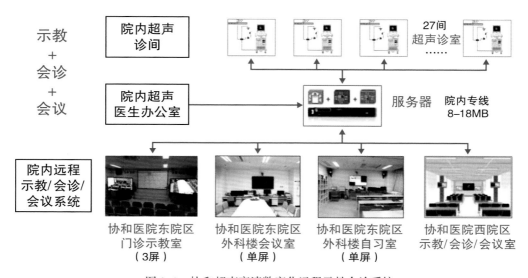

图 2-9　协和超声高清数字化远程示教会诊系统

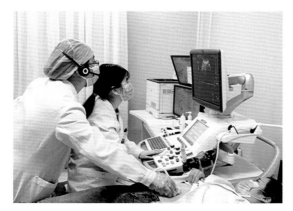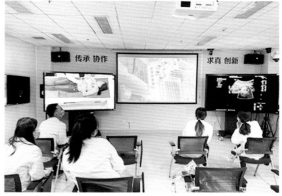

图 2-10　远程示教

示教室内三块屏幕可分别实时显示诊室内探头操作、仪器面板操作及超声图像，授课教师通过耳麦与示教室内人员沟通。图为王铭医师对 2019 级住培学员进行远程操作带教。

表 2-2　超声住培基地培训第 26 周住院医师个人日程表

	星期一	星期二	星期三	星期四	星期五	星期六
早上 7：15～7：45	早间课程		早间课程	早间课程		
上午 8：00～12：00	上机岗 （低级别）	上机岗 （低级别）	带教岗 （腹部血管）	练习岗 （腹部血管）	示教室远程观摩岗	练习岗 （腹部血管）
下午 13：30～16：30	练习岗	上机岗 （低级别） 业务学习	练习岗	上机岗 （低级别）	导师记录岗	
晚间 16：30～19：30	练习岗	基础课程 （腹部血管）	急诊跟值	远程会诊 （4～5点） 基础课程		

（二）协和超声分层分级的进阶式住院医师培养模式

近年来，超声住院医师规范化培训的学员人数明显增加，学员教育背景多样，除招收基地住院医外，部分基地还接收并轨研究生及临床博士后，为超声住院医师规范化培训工作带来了很大挑战。因此，协和超声住培教学团队针对不同教育背景的超声住院医师进行了有针对性的培训，从而保证为国家输送不同层次的高质量超声人才。自 2015 年起进行超声住培改革，在既往操作带教、高级课程和疑难病例分析的基础上，新增住院医师读片会以及远程教学；2016 年新增针对性的练习岗和操作进阶带教；2017 年开设基础级别课程，增加漏误诊病例分析，开展虚拟教学，并成立了住培管理小组等；2019 年增加了早间 workshop 课程。经过近几年的探索与改革，形成一套较为成熟的分层分级进阶式超声住培模式，但是，这种超声住培模式应根据住培基地的实际情况因地制宜地实施，有的超声住培基地不一定适合。

1. 分层培养

基于年度考核结果将同年级住院医师进行分组，体现因材施教的教学规律。针对各层制定不同的培养目标，相应调整培养方案及培训目的强度，区别主要体现在科研能力要求和部分临床工作（表 2-3）。

表 2-3 住院医师的分层培养要求

	科研要求	工作岗位要求
A＋组	第一作者发表 SCI 临床研究论著 ≥ 1 篇（不含综述和病例报告）	胜任门诊、内科楼、床旁术中、急诊、外科楼
A 组	第一作者发表国内核心期刊或 SCI 收录期刊文章 ≥ 1 篇	胜任门诊、内科楼、床旁术中、急诊
B 组	参与发表国内期刊文章 ≥ 1 篇	胜任门诊、内科楼、床旁术中、急诊

2. 分级培养

按年级制定培养方案、进行分级考核（表 2-4，表 2-5）。

首先，按年级制定教学活动和安排工作岗位，进行住院医师考核。其次，分批入科轮转、岗前培训，以充分利用科室教学资源，同时保证教学质量。

表 2-4 住院医师的分级培养要求

	教学活动要求	工作岗位要求
1 年级	基础课程；早间 Workshop；科研能力提升课程；上机带教、上机练习（低级别、高级别）；急诊跟值	可胜任门诊低级别彩超
2 年级	高级课程 ×2 轮；住院医师读片会（主讲）；漏误诊病例分析（主讲）；急诊跟值	可胜任门诊高级别彩超、内科楼、床旁术中、急诊
3 年级	疑难病例分析；远程会诊汇报（主讲）；结业考试辅导课程；介入、造影进阶培训	可胜任外科楼和超声造影等特殊岗位

表 2-5 住院医师的分级考核简图

1 年级岗前考核	技能操作；报告书写
2 年级 OSCE 考试	理论考试；技能操作；多站病例分析
3 年级 OSCE 考试	理论考试；技能操作；多站病例分析
轮转科室出科考核	技能操作；病例分析；综合测评

3. 进阶式培养

循序渐进实施教学，稳扎稳打（图 2-11）：针对不同科目由不同级别教师进阶式上机带教（图 2-12）；从模拟超声教学、小组内互相检查、标准病人（SP）练习，直至在教师督导下的进阶式上机练习（图 2-13）；从基础级别课程、住院医读片会到高级别课程和漏误诊病例分析及疑难病例分析、远程会诊的进阶式教学课程及活动（图 2-14）；层层考核后采取进阶式工作岗位安排。

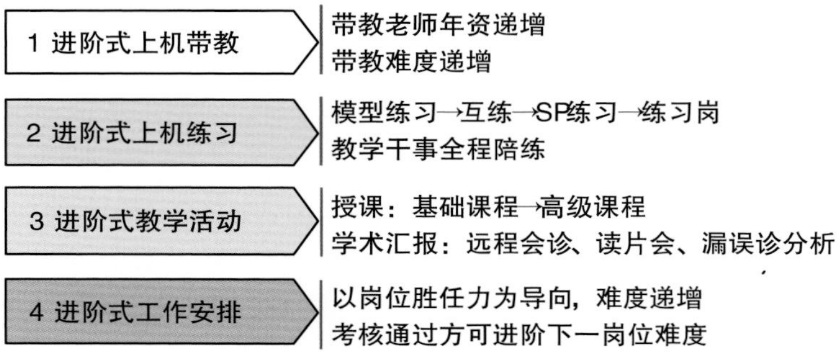

1 进阶式上机带教	带教老师年资递增 带教难度递增
2 进阶式上机练习	模型练习→互练→SP练习→练习岗 教学干事全程陪练
3 进阶式教学活动	授课：基础课程→高级课程 学术汇报：远程会诊、读片会、漏误诊分析
4 进阶式工作安排	以岗位胜任力为导向，难度递增 考核通过方可进阶下一岗位难度

图 2-11　进阶式培养简图

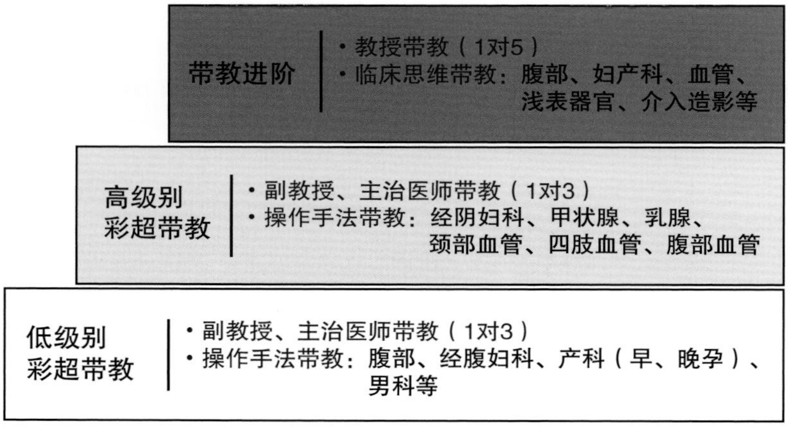

带教进阶
- 教授带教（1对5）
- 临床思维带教：腹部、妇产科、血管、浅表器官、介入造影等

高级别彩超带教
- 副教授、主治医师带教（1对3）
- 操作手法带教：经阴妇科、甲状腺、乳腺、颈部血管、四肢血管、腹部血管

低级别彩超带教
- 副教授、主治医师带教（1对3）
- 操作手法带教：腹部、经腹妇科、产科（早、晚孕）、男科等

图 2-12　进阶式上机带教简图

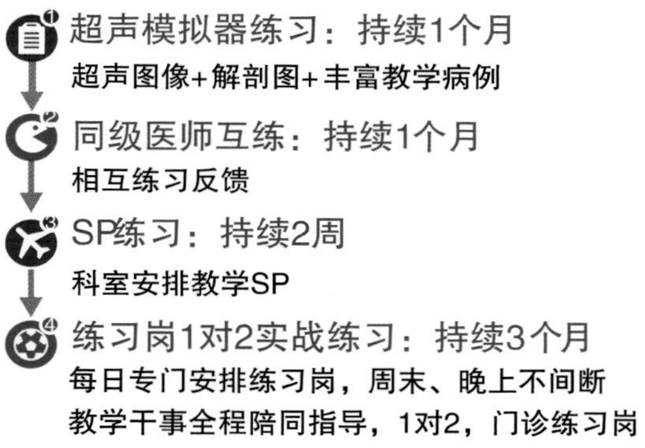

超声模拟器练习：持续1个月
超声图像+解剖图+丰富教学病例

同级医师互练：持续1个月
相互练习反馈

SP练习：持续2周
科室安排教学SP

练习岗1对2实战练习：持续3个月
每日专门安排练习岗，周末、晚上不间断
教学干事全程陪同指导，1对2，门诊练习岗

图 2-13　进阶式上机练习简图

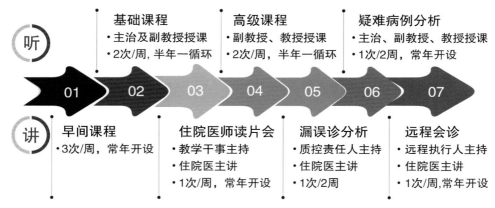

图 2-14 进阶式教学活动简图

总之，在实践过程中，分层培养并针对不同层别的住院医师制定出相对个性化的培养方案和培养目标，一方面对住院医师的相互学习具有促进和带动作用；另一方面也可以更好地发挥住院医师的潜能，使他们在完成基本培训要求基础上，获得更高的成绩和个人提升。同时分级培养和进阶式培养可以根据住院医师的不同学习阶段，开设不同难易程度的教学课程和教学活动，由浅入深、逐步提高，符合循序渐进的教学规律，也有助于住院医师对知识的吸收和消化，提高教学质量。

（三）超声住院医师规范化培训的教学单元设置

协和超声住院医师规范化培训延续并强化了协和 24 小时住院医师培养制，教学单元不仅包括上、下午的临床工作时间，还覆盖了早、中、晚和周末的业余时间（表 2-6）。

表 2-6 超声住院医师规范化培训的教学单元设置

教学单元	时间	时长	主要安排	授课对象
早间教学单元	7：15～7：45	0.5 学时	住院医师晨课（早间 workshop），集中在每周一、周三和周四	第一年住培医师
上、下午教学单元	上午 8：00～12：00、下午 13：30～17：30	4 学时	操作带教岗、虚拟超声教学岗、记录岗、观摩岗和练习岗、急诊白班跟值岗等，其中保证每周一次记录岗跟导师，便于跟导师的及时沟通和交流	第一年住培医师
			正式上机岗和各科室、各专业轮转	第二、三年住培医师

续表

教学单元	时间	时长	主要安排	授课对象
午间教学单元	12：30～13：15	0.75 学时	住院医师读片会	第二、三年住培医师
	12：15～13：15	1 学时	一阶段考前辅导	第三年住培医师
晚间教学单元	17：00～19：00	2 学时	基础级别课程	第一年住培医师
			高级别课程	第二、三年住培医师
晚间练习岗	16：30～19：30	3 学时	晚间门急诊督导指导下，进行各系统的超声操作练习	第一年住培医师
周末练习岗	8：00～12：00	4 学时	周末门急诊督导指导下，进行各系统的超声操作练习	第一年住培医师
急诊跟值岗	白天 8：00～17：30；晚间17：30～8：00（次日）	白天 9.5 学时；晚间 14.5 学时	在急诊上机岗之前熟悉急诊常见疾病的超声表现、操作检查方法和技巧，学习急诊工作流程，适应急诊工作环境和工作状态	第一年住培医师

（四）协和超声教学的信息化管理

为便于超声教学的实施和管理工作的高效运行，北京协和医院教育处和超声医学科近年来开展并不断优化教学信息化建设，并取得非常显著的成果。目前超声教学基地借助北京协和医院和超声医学科的教学信息化平台建设并开展如下工作。

1. 超声医学科综合管理平台

2018 年基地主任带领信息化管理小组和住培管理小组，搭建超声医学科综合管理平台，现已正式投入使用并在不断改进完善。综合管理平台是一个集医疗、教学、科研、管理为一体的综合管理网站，其中教学管理是平台最主要的构成部分，可以实现对教学的各个环节进行一站式综合信息化管理，包括教学规章制度、教学会议记录、三生（进修生、研究生、博士生）管理、课表管理、自主学习平台集成、教学资料汇总等。另外，还可以实现休假信息化、日程集成化和个性化显示，实现课表、科研、会议等各类型自主查询和自主更新，非常有助于档案的管理和工作效率的提高。

目前，利用综合管理平台进行的相关教学工作包括师生基本信息管理、过程管理和教学工作记录等。

（1）师生基本信息管理：包括住院医师及带教老师个人信息管理、师资培训记录等。住院医师个人信息主要包括个人基本信息、导师姓名、教育背景、单位来源、联系方式、执业医师资格情况等。带教老师个人信息包括个人基本信息、职称、聘任时间、工作时间、工作年限（可每年度自动更新）等。信息管理部分由教学秘书和教学助手及时更新。

师资培训记录包括师资培训会议时间、地点、会议级别、参会人员姓名和参会证明附件（会议通知、会议纪要、参会照片）等材料，由带教老师自主更新，教学秘书审核后生成有效记录。信息管理部分设置了自动检索功能，方便信息查询和汇总，高级别权限的管理人员还可以编辑和导出相关信息。例如，可以检出某位带教老师的师资培训记录，以便在规定年限内对该名教师进行及时的培训安排。

（2）过程信息化管理：教学的日常管理资料均由各类分管人员上传至综合信息管理平台。包括招生、入科教育、轮转、考勤、带教安排、考核、结业、教学记录及劳务情况等，汇集教学日常工作生成的各种教学档案资料。各类人员通过个人账号，可查看相应权限的教学资料，自主检索、统计相关教学信息，提高工作效率。另外，评价反馈部分不仅汇集学员日常评价反馈记录、教学评价反馈记录等资料，还设计了360°评价模块，教师和学员可以在线进行360°评估，并可以自动汇总、计算分值，自动绘制雷达图，明显提高了评估效率并显著缩短数据统计和处理的时间。

（3）日程表信息化管理：综合管理平台可以实现各类课程表的自动排课，如基础级别课程、高级别课程、读片会等，上传课表后，可根据授课时间要求自动排课并错开节假日，实现自动延课功能。每个学期排好的课表可以自动整合到日程表和个人排班表的同一日程界面中，更方便直观地显示每天的课程及工作安排。每个人通过登录各自的账号，可以在个人排班表中查看每天的工作排班和上课（授课）排班，工作和学习（授课）两不误。

（4）教学科研信息化管理：综合管理平台开发了科研数据模块，包括中英文文章、专利、专著成果、课题、学术任职、杂志任职、临床药理等内容的统计和汇总，以及科研分类查询和汇总查询的功能。教学文章、教学科研课题和出版专著/教材等资料均汇总至科研数据模块统一管理。其日常维护方式为师生登录个人账号，更新提交各自的教学科研数据，然后由科研管理专职人员审核，最后生成有效科研数据。科研数据模块设置了便捷的查询功能，可以根据检索词分类检索，也可以汇总查询个人的所有科研数据。例如，在科研查询模块输入姓名，可以自动检索并汇总显示出其所有文章、课题、专著专利、学术和杂志任职等，既便捷又高效。

（5）其他：管理平台还储存着教学制度文件等教学资料，方便查询和下载。另外，在教学评估检查时，还可根据评估指标自主创建评估模块，上传所需评估材料，便于教学检查的实施。

2. 超声影像归档和通信系统（PACS）

为充分利用科室的病例资料，提高教学质量和效率，超声 PACS 系统搭建了病例资源库，在日常医疗工作中如果发现有价值的教学病例，可以直接将其归档到教学病例库，以便后期随访和利用，大大提高了教学病例的收集效率，同时使协和优质的病例资源得以充分利用到教学课件制作、题库建设、书籍编写等教学工作中。

超声 PACS 系统与医院信息系统（HIS）无缝链接，在超声 PACS 系统中可以一键浏览电子病历、病理资料、影像资料、检查检验结果等资料，方便教师和学员快速全面掌握病例的所有临床信息，对于教师来说可以提高教学课件等的制作效率；对于学员来说可以结合病例临床资料，更好地实现基于病例的超声医学学习，促进学员由被动学习到主动学习的学习方式转变。随着超声 PACS 的病例积累，现已形成拥有丰富病例的资料库。

此外，超声 PACS 系统开发了一键转会诊模块，可以实时在线转会诊，保证疑难病例的及时会诊和记录，既能优化流程、更有效地发挥科室转会诊优势，也能让住院医师在日常诊疗过程中及时学习和提高专业技能。

3. 北京协和医院住院医师规范化培训管理平台

北京协和医院住院医师规范化培训管理平台是住院医师轮转、考核等日常过程管理的主要工作平台，不仅实现了轮转手册和考核手册的电子化填写，还包括了带教管理、住院医师、考核手册、住院医师月度工作汇总、教学培训签到、考试成绩管理、住院医师评估及考核登记等内容。

（1）住院医师：每月填写轮转手册和工作总结，出科时填写出科小结、带教老师评估等内容。

（2）带教老师：住院医师带教结束后填写带教评语、住院医师评估表和考核表等信息。

（3）教学秘书：每月进行住院医师的考勤上报，组织出科考核和考核手册的填写，监督并审核住院医师轮转手册等。

（4）基地主任：监督住院医师轮转和考核情况，审核出科小结和轮转科室评语等内容。

4. 北京协和医院医学在线教学考核平台

北京协和医院医学在线教学考核平台实现了理论考核各个环节的信息化，包括题库建设、命题、考核监控、在线批阅、成绩查询、考试分析等功能，使理论考核的组织更加便捷、高效，同时考核效率大大提高。

（1）题库建设：考核平台涵盖了各种类别的超声理论考核题库，包括住院医师考核、研究生考核、博士后考核、执业医师考核、中级和高级职称考核等。根据试题类型划分，主要包括临床基本知识、影像学基本知识、超声专业理论知识、放射病例分析、核医学病例分析、超声病例分析题库等。超声基地教学管理小组每年组织题库的更新，并按照格式要求进行规范和上传，扩大题量。

（2）在线考核：考核平台设置了在线练习、模拟考试、在线考试三种考核形式。命题便捷，通过选择题库，设置考卷基本要求和题型要求，即可一键生成试卷，试卷由计算机随机从题库抽取的试题组成，可对每个试题进行审核和替换，以保证试卷质量。考生在规定时间登录个人账号即可进行在线考核，考核过程在线监控。考核后客观题的成绩由计算机自动批阅生成，成绩评阅准确率100%且节约了人工阅卷的时间。

（3）成绩分析：成绩分析功能提供了试卷基本信息、试题构成和知识点分布、成绩分布、各试题的答题情况和试题难度系数等考试分析，根据考核情况自动生成，内容详实准确，便于考核分析和反馈。

5. 北京协和医院自主学习平台

北京协和医院自主学习平台经过多年的建设，已日臻成熟。平台不但汇集了本科生教学、研究生教学、执业医师教学、博士后教学、住院医师规培和专培课程、师资培训课程以及医学人文和职业素养等各方面的教学资料，课程种类齐全、内容丰富、精品课件众多，能够满足各类学员的自主学习需求（图2-15）；而且可以根据培训要求和知识进展进行实时更新。

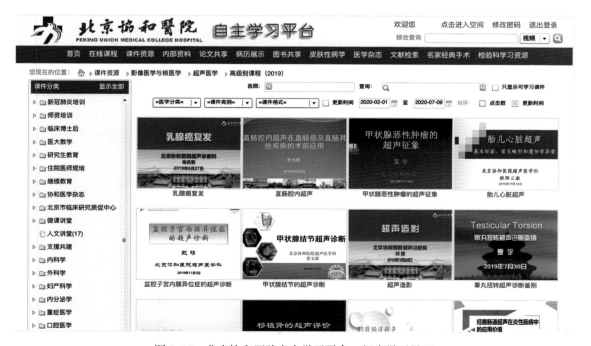

图2-15 北京协和医院自主学习平台 – 超声学习界面

自主学习平台有院内网学习、外网学习和手机在线学习三种形式。学员通过登录自己的账号，可以在线学习相应课程，学习的时间、时长等信息可实时记录。根据培训要求，部分课程设置考核环节，学员可以在线考试，考试合格后可获取学分或电子培训证书。目前除学员的在线学习之外，师资的岗前培训等课程也在线完成。带教老师通过在线学习岗前培训课程，完成师资岗前培训并获得培训证书，方可进行带教等住院医师教学工作。

6. 超声医学科一体化排班软件系统开发与应用

科室排班与个人工作及科室管理工作息息相关。2016 年 4 月之前超声医学科排班工作均为手工完成，存在排班复杂、费时、易出错的问题。为了更好地进行排班，科室于 2016 年 4 月开始着手研发排班系统，并在 2016 年 8 月正式使用。目前，排班系统已经实现讲课 – 带教 – 排班一体化和上机岗 – 记录岗 – 学生课表一体化功能，全面助力科室教学工作的开展。

一体化智能排班系统部署于 HIS 之中，分为排班、信息维护、统计查询三个大模块，每个大模块下面又有若干个子模块，一共有 16 个子模块。覆盖了排班工作中 5 个重要排班表，包括医生上机岗排班表、学生上机排班表、记录岗排班、学生带教课表排班和学生轮转表排班。实现了一体化排班、岗位预测、岗位查重、岗位统计、快捷查找等多项重要功能，实施效果显著。

（1）保证排班公平公正：该系统可实现相关数据的自动计算和智能关联。例如，员工休假以往是手工申请，统计极易出错，通过该系统，员工可以在线自助申请休假，审核成功后休假信息将自动导入排班软件系统，系统不仅可自动将该员工休假日期设置空岗，而且会根据空岗天数，结合该员工职称，智能自动计算该休假人员在本轮排班中应排的精准岗位数。

该系统各功能模块均自带个性化查询、统计的功能，如查询员工岗位、工作量、休假安排、教学安排等。例如，之前手工查询工作量耗时耗力，且极易出错，通过该系统则可以进行多角度、多维度地查询以保证员工工作量准确。在排班过程中，可实时显示个人岗位的统计与核对，包括岗位分布、岗位种类与岗位数量，以方便排班人员随时进行审核和细节上的调整，保证每个人岗位数的均衡、公平和公正性。

（2）一键生成个性化的工作学习日程表：该系统便于员工，尤其是住院医师一键查询个人排班表。住院医师同期学习工作安排多，包括上机操作岗、记录岗、练习岗、急诊跟值岗、观摩岗、听课等，既往手工排班的情况下，住院医师的工作安排分散在不同类别的排班表之中，查询起来很麻烦，且容易造成看错、看漏岗的问题，该系统将既往多个排班表整合为一张综合排班表，住院医师可一键查询个人工作学习日程表，排班满意度和工作准确性均较前提升。

（3）实施基于岗位胜任力的排班，保证医疗质量安全：排班表生成基于劳动力需求、仪器设备空间资源及员工可用性状况，后者又包含员工岗位要求、休假情况、医师级别以及上一个周期的排班状况等。系统通过一系列后台规则配置来实现半自动化、智能化、最优化排班，将合适的员工在合适的时间调度和部署在合适的岗位上，满足业务需求的同时做到劳动力成本、效率和满意度的最优化，能够完整地实现人力资源最佳配置，达到有效优化整合科室人力、仪器设备及空间资源的目的。该系统可满足多种科室教学、管理个性化需求，在系统中嵌入医生管理岗、教学岗等多种相关岗位设置，并轨多种科室管理需求，大大优化了科室管理流程。

一体化智能排班软件系统，通过丰富的个性化需求设置，对排班工作每一环节进行了充分的优化，极大地提高了排班工作的效率与准确性，并且极大地方便了科室日常管理工作，从整体上进行人力资源优化配置，有效地促进了科室及医院信息化建设。

（五）八年制本科生教学

北京协和医学院在我国最早开启八年制高等医学教育的先河，以培养八年制医学博士为特色，分为医学预科阶段五个学期、基础医学阶段三个学期、临床医学阶段四个学期，生源优秀，培养模式完善，为我国健康医疗事业输送了大批精英人才，毕业生代表包括我国医学领域吴阶平、林巧稚、张孝骞等众多医学大家及先驱。因此，八年制本科生教学是北京协和医学院及协和医院的重点教学工作。超声医学科重视八年制本科生教学工作，教学团队由科室主任、教学秘书及热心于教学工作的各年资医师组成，承担的协和医学院八年制本科教学工作包括以下几个方面。

1. 北京协和医学院临床医学八年制临床医学课程教学

超声医学住培基地的专家姜玉新教授、戴晴教授、李建初教授等参与协和医学院临床医学八年制临床综合课及妇产科学课程教学，授课内容包括腹部超声、多普勒超声、妇产科超声，每学年授课9学时。

2. 北京协和医学院临床医学八年制解剖学教学

超声医学住培基地参与北京协和医学院临床医学八年制解剖学创新教学 workshop（图2-16），每学年进行腹部超声教学，解剖教师与超声教师共同参与，通过影像学基础讲解及动态影像学展示，将临床解剖学讲座与操作示教整合在一起，直观讲授解剖学相关知识，促进学生对脏器解剖结构、位置关系及生理功能的理解。

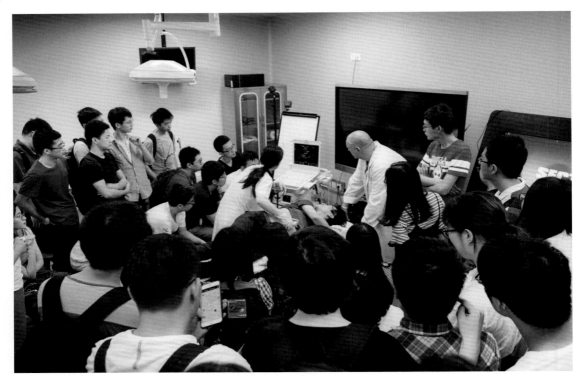

图 2-16　2017 年韦瑶参与八年制解剖学创新教学

3. 北京协和医学院"4＋4"医学教育试点班教学

2019 年参加协和医学院新设立的"4＋4"医学教育试点班教学，创新性整合教学工作，在"基础－影像－临床整合授课"教学中与多学科教学团队共同完成课程整合及教案设计，目前已完成泌尿系统、生殖系统两个模块的整合课程设计，通过开展多元化授课的超声教学模式，获得较好教学效果及反馈。

4. 设立北京协和医学院八年制诊断学－超声整合教学

2020 年超声医学科教学团队与北京协和医学院诊断学教研室共同设立"诊断学－超声整合教学"的课程计划及学时安排，于 2020 学年开设协和医学院八年制"超声诊断学整合授课"教学工作，通过超声教学前移及超声可视化教学，协同促进传统诊断学的教学效果。

5. 参与北京协和医学院八年制流行病学教学

超声医学科教学团队多位教授于北京协和医学院临床流行病学教研室从教多年（图 2-17），参加临床流行病学诊断学研究的理论授课及小组讨论授课，结合影像学临床研究的实践经验，为学生提供诊断学研究的理论及实践指导。

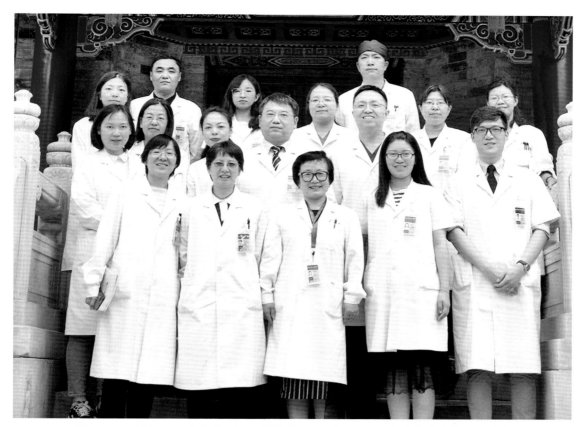

图 2-17 超声医学科朱庆莉、杨萌教授（第二排左二、左三）参加北京协和医学院
流行病学教研组教师团队

（六）基地住院医师的在职硕士学位培养

北京协和医院超声医学科对具有临床医学类大学本科学历并获得学士学位、正在接受或已完成北京协和医院住院医师规范化培训的在职临床医师，开放在职硕士学位培养的申请通道，申请人通过英语或综合的国家统一考试（成绩 5 年有效）之后，可申请与住培专业相对应的专业学位。截至 2020 年，超声医学科共培养基地住院医师的在职硕士研究生7 人，其中 3 人已获得学位，4 人在读。基地住院医师的在职硕士学位培养，有效地促进了住培医师的自主学习及医教研全维度培养，是协和超声住培的特色培养模式之一。

已结业基地住院医师代表

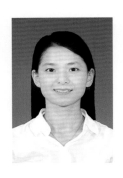

高泽燕　主治医师
2015 级在职研究生，导师为吕珂教授

【个人简介】

2013 年于广东医科大学本科毕业后赴北京协和医院超声医学科进行为期 3 年的住院医师规范化培训，经全院竞选获评 2015 年度"科级优秀住院医师"，2016 年考取专科医师培训合格证书后就职于深圳市第二人民医院，并于 2018 年获得北京协和医学院临床医学硕士学位。擅长腹部、浅表器官等常见疾病的彩超及超声造影诊断，硕士期间研究方向为高尿酸血症多脏器损害。参与 2 项全国性科研项目、1 项国家专利研究，以第一作者于国内核心期刊发表论文 3 篇。

【学子心语】

在李建初主任的带领下，北京协和医院超声医学科的教学非常全面、实用、规范化，有教授们的授课、读片会的病例分享、远程会诊的疑难病例讨论等，教学内容均基于大量国内外文献报道和临床病例积累，细化到每个脏器的标准化扫查方式、诊断要点的可靠程度、报告书写的严谨性以及新技术的应用价值。轮转于门诊、急诊、床边等多种岗位，接触大量的病例和不同的处境，既能提高临床操作能力，不断强化理论知识，又可以培养岗位的胜任能力，更加高效地应对工作。在吕珂导师的指导启蒙下，学到了一丝不苟的科研态度，通读文献后确定研究内容，摸索中前进后总结成文，明确了在科研道路上应该如何发展。老师们朴实、好学，这些点滴都渲染着身边人，心系患者，力求提高医术，才是身为医者应该做的事情。作为一名基地住院医师，我特别荣幸能够处于这样的教学环境下更快更好地成为合格的超声医学科医师，有扎实的专业知识和正确的行医信念。

附：历届基地住院医师名单（表2-7）

表2-7 历届基地住院医师名单（按姓氏拼音排序）

入学年份	姓　名
2007	刘　霜、张笑一、周　静（大）
2008	张晓燕、张　英、周　静（小）
2009	高　爽、王新明、张雪鹤、张　扬
2010	单会梅
2011	韩　晶、江　艳、靳丽英、李浩文
2012	刘燕华、兀雅静、薛会贤、赵雪君
2013	白漫婷、高泽燕、郭为衡、李　新、李清清、潘　轩、秦玉华、陶　瑾、张晓帆
2014	曹彦华、陈炫嘉、刘艳慧、逯川英子、秦宇新、孙　筝、王娟娟、邢佳怡、杨宇超、张婷婷、张新梅、赵　莹、周桂丽
2015	姜潇宁、刘　佳、石小霄、许　婧、徐　宁
2016	林　霖、刘倩倩、李鸣瑶、刘晓月、石志敏、王　洋、张　冰、张紫杰
2017	郝凤智、梁　珊、卫　鑫、姚　帛
2018	陈韵竹、董　伟、李　平、孟晓暄、秦　晴、陶　佳、魏瀚宇、武明霞、杨　欣、张馨悦、张　旭
2019	陈出新、杜奕岩、高　照、刘梦怡、隆吉俐、卢玉菡、孟丹丹、王　潘、王　鹏、张培培

（七）研究生培养

1. 研究生培养

北京协和医院超声医学科在临床医学专业学位研究生培养方面始终贯彻"面向现代化、面向世界、面向未来"的指导思想，坚持以培养临床医学高层次人才为目的，引导学生德、智、体内外兼修，全面发展。专业研究生来源主要包括统招入学的临床医学专业学位研究生及临床医学硕士专业学位考核优秀转博生，培养年限3年，采用理论学习、专科相关临床实践技能训练与导师指导相结合的方式，以临床训练为主，同时重视学位课程学习以及科研能力和教学能力的全面培养。临床能力培养以提高临床专科实践能力为主，以培养岗

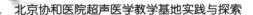

位胜任力为核心，依据专科培训细则实施培训。培养严谨的科学作风和高尚的医德，着重培养独立进行循证规范诊疗的能力，达到各专科培训细则要求。科研能力的培养要求贯穿于培养的全过程。在导师指导下独立完成学位论文工作，从文献阅读、综述撰写、课题选择与设计、实验方法、收集资料到确定研究方向，系统掌握科研工作的流程及方法。截至2020 年，北京协和医院超声医学科已培养博士研究生 36 人，硕士研究生 14 人，在读 15人，毕业生遍布我国多个省市和地区，部分已成为所在单位学科带头人。

2. 研究生住培并轨培养

临床医学硕士专业学位研究生与住院医师规范化培训并轨后，临床专业型硕士研究生具备研究生及住培生的双重身份，既要在 3 年的培养期内至少完成 33 个月的临床科室轮转，又要完成课题选题、开题、实验、答辩和论文发表等一系列完整的科研训练过程。基于此，北京协和医院超声住培专业基地与教育处、各科室相互配合，落实并有机衔接专硕培养与住培工作，着力培养高素质全方位的超声专业医学人才。在基地主任和教学主任的带领下，通过有效整合教学管理资源，明确分工，改进管理工作、设置研究生教学秘书并与住培教学秘书相互配合完成研究生教学工作。培养过程中注重合理安排培训计划，鼓励学生选择对超声临床和科研工作最有价值的公共必修课程和选修课程，同时在遵循住院医师规范化培训的轮转要求和协和超声分层分级培养模式的基础上，合理安排超声研究生的轮转，保证既有利于第一年的执业医师资格考试复习和考前培训，也有利于研究生尽快掌握超声专业知识以便尽早开展科研训练。

研究生并轨培养充分发挥导师小组作用，共同开展研究生科研教学工作，导师小组指导研究生的科研训练，包括研究选题、设计、课题执行过程中存在的问题和解决办法，并指导开题、中期汇报、答辩、论文写作、学术会议发言预讲等（图 2-18）。

协和超声专业基地至今共培养并轨临床硕士研究生 32 人，其中在培 15 人，顺利毕业并获得硕士学位者 14 人，继续攻读博士学位者 3 人。未来，仍将以临床能力和科研能力作为并轨研究生培养的两个重要方面，持续改进完善，旨在培养一批临床技能强，又能够通过高质量临床科学研究推动超声医学发展的优秀研究生人才（图 2-19）。

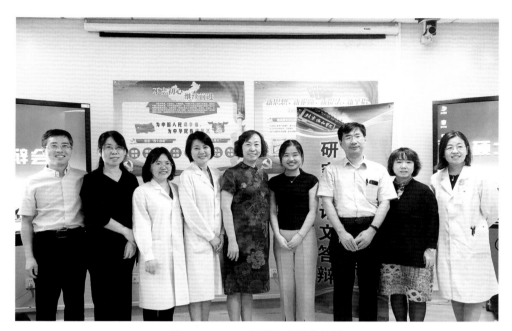

图 2-18　2019 届研究生毕业答辩

答辩专家（左起）：陈涛、孟华、吕珂、陆菁菁、王建华、钱林学、张波、朱庆莉。

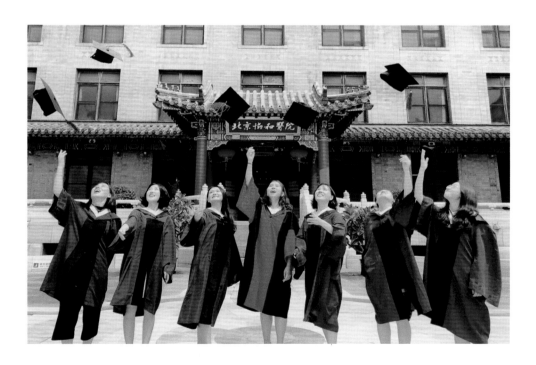

图 2-19　2018 届研究生毕业合影

已毕业研究生代表

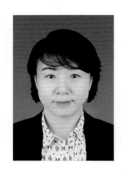

张波　主任医师

2004 级博士研究生，导师为姜玉新教授

中日友好医院超声医学科主任医师、教授、博士生导师

【 个人简介 】

中国临床肿瘤学会甲状腺专业委员会副主任委员，中国医师协会第二届浅表超声专业委员会副主任委员，北京抗癌协会第一届甲状腺专业委员会副主任委员，中华医学会北京医学会超声医学分会浅表器官与外周血管超声学组委员，中国医师协会医学科学普及分会第一届委员会委员。主持及参与累计 27 项国家自然科学基金等国家级、省部级及院校级科研项目，内容涉及基础研究、临床研究、流行病学和医学生教育及继续教育。相关研究发表中国核心期刊论著及 SCI 论文 80 余篇。获得专利和软件著作权共 2 项。

【 学子心语 】

在普天下中国学子心中，北京协和医院是最崇高的医学圣殿。很幸运能够在这里攻读博士学位，并且在这个华美庄严、亦古亦新的建筑群中工作 10 余年。"严谨、求精、勤奋、奉献"八字院训已深入骨髓。这里是中国近现代医学的摇篮，这里曾经和正在活跃着无数拯救苍生的济世大家，他（她）们在浩瀚的医学苍穹上闪耀着永恒不灭的星芒。在这个神圣的地方学习和工作的经历，是我一生的宝贵财富，其中最重要财富便是：无论世事如何变迁，都有榜样可以追寻——保留本真，躬身前行，让精神和灵魂永远朴素而高贵。

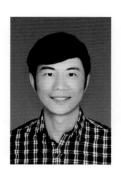

王勇　主任医师

2004 年基地医师

2013 级博士研究生，导师为姜玉新教授

中国医学科学院肿瘤医院主任医师、教授、博士生导师

【个人简介】

现任中国医学科学院肿瘤医院医务处副处长，曾任三环肿瘤分院副院长。在中国超声医学工程学会、中华医学会超声分会、中国医师协会超声医师分会、中国医学影像技术研究会等数个学术团体担任副秘书长、分委会副主委、常委和委员。主持国家自然科学基金面上项目、科技部重点研发项目等数个国家级省部级课题；作为主要参与者获得华夏医学科技一等奖和三等奖，北京市科技进步二等奖和高等学校科学研究优秀成果进步二等奖。第一发明人获得国家专利3项（发明专利1项）。近年第一作者或通信作者发表SCI论文19篇，核心期刊论文20篇。获得中国优秀青年超声医师奖和"敬佑生命、荣耀医者"大型公益活动"青年创新奖"。

【学子心语】

我有幸在北京协和医院超声医学科两次学习。北京协和医院超声医学科是一个有传统、有传承、有文化、有担当，重内涵、重学术、重修养的超声医学殿堂，我就像海绵一样不停吸收着养分，充实自己。每位老师都各有所长，但对待患者那种认真负责的态度和对学生的拳拳之心都是一致的。各位老师都尽己所能帮助我们，巧妙地因材施教，制定个体化学习方案。现在的我也是一名博士生导师，每当我给学生传道授业解惑时，各位老师特别是我的恩师姜玉新教授的形象总是浮现在我的眼前，恩师的谆谆教导总是在我耳边回响，"桃李不言，下自成蹊"！

感谢感恩北京协和医院超声医学科，我永远以是这里培养出来的学生为荣！

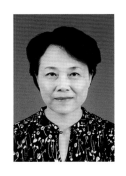

裴秋艳　主任医师
2003 级硕士研究生，导师为姜玉新教授
北京大学人民医院超声医学科主任医师

【个人简介】

1983～1997年担任儿科临床大夫，自1998年起先后在协和医院和阜外医院超声科进修，先后担任山西运城市人民医院超声科主任、北京大学人民医院超声医学科主任医师。专业特长：产前超声诊断、胎儿超声心动图技术。北京医师协会超声专业医师分会常务理事，中国超声学会妇产科专业委员会副主委、常务委员，医药教育协会产前超声专业委员

会副主委、常务委员，北京女医师学会超声专业委员会副主委、常务委员。

【学子心语】

我在 1998 年就曾在北京协和医院进行过为期半年的超声专业进修，2003 年经我研究生导师刘望彭教授推荐，再次到协和医院学习。在为期两年的学习期间，我在姜玉新教授的指导下完成相关课题，并以优异的成绩完成学业。

协和是所有医务工作者向往的医学殿堂，在学习期间我深刻感受到代代传承的"严谨、求精、勤奋、奉献"的协和精神，在临床实践中讲求耐心细致，在业务钻研中追求精益求精，在临床教学中无私传授。协和精神影响了一批又一批的医务工作者，不仅推动着全国临床水平的提高，造福于国民，也推动着医疗科技的发展和提高。也是这种协和精神，鼓励我在自己的专业领域不断地探索和提高。

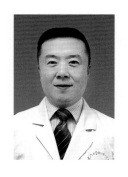

张晓东　主任医师
2010 级博士研究生，导师为李建初教授
厦门大学附属第一医院超声医学科主任医师

【个人简介】

从事超声临床工作 20 余年，曾赴美国巴尔摩慈爱医疗中心和英国伦敦国王学院访问学习。在国内核心期刊发表专业论文 20 余篇，参编专著 2 部。曾承担国家自然科学基金项目。中国医师协会康复分会呼吸康复专委会委员，中国医疗保健国际交流促进会超声医学分会委员，中国研究型医院学会甲状腺疾病专业委员会超声学组委员，海峡两岸医药卫生交流协会超声医学专家委员会青年委员，中华医学会福建省超声分会常务委员等。《中国卫生标准管理》和《中国继续医学教育》杂志特约编委。

【学子心语】

出于对北京协和医院——中国医者心中圣殿的向往，2010 年我有幸走入了协和超声医学科，尽管那年我是全年级入校硕博新生中年龄最长的一个，但我的心却无比年轻！今夜，伏案窗前，回想协和三年的点点滴滴，历历在目，铭刻于心，不知为何，眼圈竟也红了！离别七年，我才发现自己竟爱得如此深沉！大道至简是我在协和最深的感受！没有说教，"严谨、求精、勤奋、奉献"的协和精神伴随在每一位协和人的左右，沐浴三年，享用一生。"琉璃顶，展飞檐，檐下飞雨燕"，伴随着这首优美的旋律，心底只有一个声音：协和超声明天更美好！

在院研究生代表

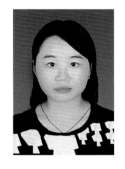

赵辰阳　在读博士
2016 年协和超声硕博连读，导师为姜玉新教授

【个人简介】

本科毕业于中山大学中山医学院临床专业，于 2016 年进入北京协和医院超声医学科，师从姜玉新教授，攻读硕博连读学位以及接受临床规范化培训。研究方向为超声新技术，包括超声造影、光声成像、分子影像学、人工智能自动诊断技术及影像组学等。多次参与国内外会议发言并获学术奖励，包括 2017 年北京市超声医学年会大会优秀论文二等奖、2018 年中华医学会超声医学分会年会青年论坛英文演讲一等奖，以及欧洲超声大会、世界生物医学工程大会等。硕博阶段以第一作者共发表 4 篇 SCI 文章及 1 篇中文核心期刊文章，另有 2 篇 SCI 文章已经接收。

【学子心语】

非常荣幸能在 2016 年进入协和超声医学科接受临床和科研训练，协和超声医学科为我创造了良好的学习条件和工作环境，三年临床规范化培训使我成长为能独当一面的住院医师。同时，科室和导师们也为我提供了优越的科研训练条件，我有机会参与多个课题组，接触到超声影像学最前沿的知识，从最先端的人工智能技术到纳米分子影像技术。在老师们的辅导和帮助下，我有幸在不同方向获得科研锻炼和初步成果。非常感谢科室和老师们的教导和培养，在这里获得的知识和经验都是最宝贵的财富，将使我获益终生。

附：历届研究生名单（表2-8）

表2-8　历届研究生名单（按姓氏拼音排序）

入学年份	学生姓名	入学年份	学生姓名
1984	徐　光	2007	楼海亚、冉　旭
1985	李敬府	2008	王亚红、杨　筱、张一休、张晓燕
1986	戴　晴	2009	王　铭、武玺宁、玄英华
1990	李建初	2010	韩　洁、何发伟、牛司华、张晓东、赵瑞娜
1993	傅先水	2011	李康宁
1998	荣雪余	2012	何蒙娜、孔　晶
1999	吕　珂、朱庆莉	2013	唐鹤文、王　勇、张　颖
2000	谭　莉、夏　宇	2014	田　艳、赵　婧
2002	刘　赫	2015	高泽燕、刘如玉、金　金、王妙倩、叶添添、郑宇觐、张　睿
2003	李　娜、刘真真、王红燕、杨　萌	2016	葛志通、郭为衡、黄雪培、刘　佳、席雪华、赵辰阳、周彤彤、庄　楠
2004	张　波、张　璟、仲光熙	2017	蔡思曼、高　琼、谷　杨、刘睿峰、刘晓月、牛梓涵、唐天虹
2005	李　鹏、苏　娜、孝梦甦	2018	刘思锐、罗焱文、汤珈嘉
2006	李文波、游珊珊、张　青	2019	高远菁、李婉莹、秦　菁

（八）临床博士后培养

1. 北京协和医院临床博士后项目介绍

北京协和医院临床博士后是为满足国家和社会对高水平、复合型、国际化临床医学人才的需求，自2016年开始，每年面向全国招收应届优秀临床医学专业博士毕业生，进入临床医学博士后培养项目，在医院进行三年强化住院医师规范化培训和教学、科研培训，全面培养个人的临床、科研及教学能力。

北京协和医院为每位临床医学博士后组建顶级师资的专属导师团队。导师将从院士、中华医学会各专科分会主委、学术带头人等当中产生。每组导师3～5人，医疗、教学、科研全覆盖，另专设 1 名一对一跟踪辅导专职导师，全程零距离帮助学员完成为期 3 年的培训。进站后，临床医学博士后将接受与国际一流住院医师培训项目接轨的螺旋式上升轮转安排，以及临床思维和循证医学模块强化培训。在科研训练方面，学员还将接受协和与加州大学旧金山分校临床与转化研究所（CTSI）合作开展的临床科研设计（Designing Clinical Research）全英文在线培训、批判性阅读文献练习。

2. 北京协和医院超声医学科临床博士后培养

北京协和医院超声医学科制定了《超声医学科博士后培训细则》，包括培训目标、培训方法、培训内容与要求、参考书籍、专业课程安排、博士后科研工作、考核制度，同时设立以六大核心胜任力为导向的个性化超声临床博士后模块课程（图 2-20）。

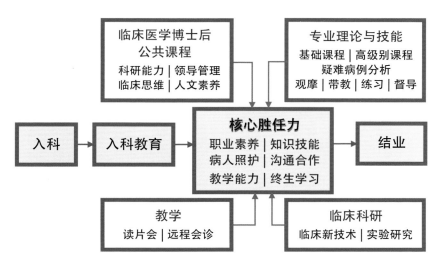

图 2-20　个性化超声临床博士后模块课程

（1）超声临床博士后培养的特点：超声临床博士后的岗前培训采取螺旋上升式的培养模式，具体内容参见"协和超声分层分级的进阶式住院医师培养模式"，但其任务要求高于普通住院医师。超声临床博士后培养的特点包括：

- 课程要求突出自主学习能力的培养：为适应博士后发展需求，充分发挥其自主学习的能力，同时也发挥其在团队中的带动作用，如超声临床博士后需要担任基础级别课程和早间 workshop 课程的负责人，需要担任科研培训、疑难病例分析等教学模块的主讲。
- 岗位胜任力要求更高：注重理论与实践的同步提高，尽早掌握并承担血管超声、腔内超声、介入超声等较高难度岗位，助力临床及科研能力提高。

● 掌握以科研方向为导向的临床新技术：根据科研方向，超声临床博士后需要掌握特殊超声操作技能，承担特殊岗位工作，如肠道超声、超声造影、肺部超声等。

（2）超声临床博士后领导力的培养：超声临床博士后广泛参与科室多种类型的管理工作，以提高领导力，主要包括以下方面：

● 行政会议管理。超声临床博士后参与的科室行政会议包括核心会、住培管理例会、信息例会、专题会等。建言献策，负责会议组织、会议纪要、资料上传等工作。

● 学术活动管理。主要包括科会、各类课程、带教练习等的管理，负责策划、组织实施、总结等。

● 年级管理。包括团队建设、上传下达、交流沟通、日常管理等。

● 协助学会工作。鼓励博士后参与学会管理工作，积极参加国内外会议上发言、翻译等，在团队工作中提高领导力（图2-21，图2-22）。

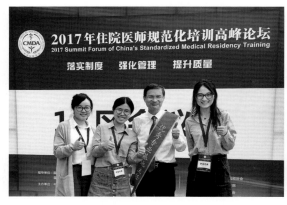

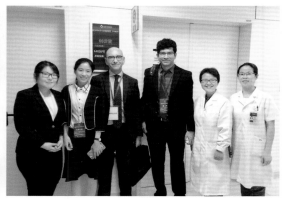

图2-21　临床博士后参加2017年住培高峰论坛
2017级临床博士后（左起）陈雪琪、邹蜜、马莉与李建初教授（左三）合影。

图2-22　临床博士后参与科室对外交流
2018级临床博士后（左起）董一凡、陈程及张青、张晓燕（右二起）与外籍专家合影。

（3）超声临床博士后的年度考核：博士后的年度考核包括个人汇报、OSCE考核、360°评估和日常表现评分等。其中个人汇报和日常表现评分由教育处博士后项目办组织实施。OSCE考核与360°评估由科室组织实施，一般与年级考核评估合并进行，并统一反馈考核成绩或评估结果。年度考核结果将进行面对面反馈。反馈小组包括科室主任、教学主任、教育处博士后项目办管理人员、教学秘书、博士后导师、带教老师等。

（4）超声临床博士后培养的亮点与改进：超声临床博士后培养采取螺旋上升式的培养模式，遵循教学规律，教学内容丰富、形式多样、覆盖全面（图2-23，图2-24）。今后将加强网络教学，完善高级别课程的内容设置，改进个性化培养方案。

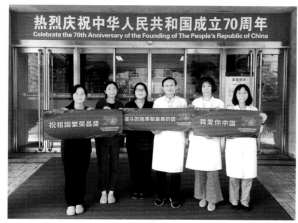

图2-23　临床博士后参加中华人民共和国
成立70周年医疗保障值班

（右三~右一）李建初、刘赫、李文波；（左起）临床博士后陈雪琪、陈程、董一凡。

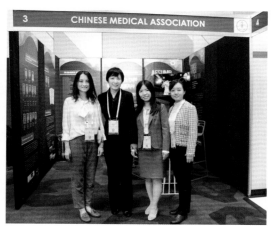

图2-24　临床博士后参加2019年世界
超声医学与生物学联合会

2017级临床博士后（左起）马莉、邹蜜、陈雪琪与梁萍教授（左二）合影留念。

在院临床博士后代表

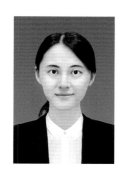

马莉　临床博士后
医学博士
临床博士后导师为姜玉新教授

【个人简介】

2017年毕业于清华大学医学院八年制临床医学专业，2017年8月起在北京协和医院超声医学科进行博士后训练，导师为姜玉新教授。完成腹部、妇产科、浅表器官及外周血管病变等多器官系统病变的超声及彩色多普勒诊断等临床超声诊断万余例，专业领域涉及胜任门诊、急诊、床旁、术中超声项目。科研方向为肠道超声的临床应用研究，已发表SCI论文5篇，参与完成多项国家及省部级教育部课题，并曾多次参与国内外学术会议的研讨、交流等工作，内容涵盖腹部、关节、浅表器官、血管及妇科肿瘤的超声研究等多个方面。

承担科内住院医生、进修医师的多项教学工作。参与多项国家超声医学质控中心和北京医学会超声分会的管理工作。

【学子心语】

协和超声医学科有丰富的病例资源及高水平的教授资源，并有科学合理的教学安排。在这样的环境下，我每天都有许多收获和思考，对临床水平的提高非常有益。同时，协和超声医学科还有优秀的科研传统，为每一位学生都安排一位科研导师，对学生的科研思路、论文书写都有极大的帮助。不仅如此，协和超声医学科还非常重视医德医风的培养，让每个住院医都有身为协和人的自豪感和责任心，有肯吃苦、敢担当的意识。我相信，协和三年的培训不但能使每位住院医成为合格的超声医师，而且对今后的职业发展有非常大的助益。

（九）高级研修班培养

1. 北京协和医院高级研修班项目介绍

高级研修班项目是北京协和医院超声医学科除住院医师规范化培训、临床博士后项目、研究生培养和进修医师教育以外另一个有特色的继续教育特色项目。此项目旨在为热爱超声医学事业的基层青年医师提供更多元化的学习平台和深造的机会。

自2014年以来，已经招生近20名，平均每年2～4人（图2-25）。学员在接受规范化超声培训的同时，根据个人研究方向，在一对一导师的指导下，更有针对性地学习超声新技术及专长，遵循同质化培养的原则，为下一步申请协和同等学力硕士研究生学位打下坚实基础。

2. 高级研修班培训流程

（1）第一阶段学员培养方案：学员入科后，首先接受入科教育，初步了解协和超声医学科的各项规章制度、工作环境、超声工作站及科室学习资源。入科第一个月完成超声报告录入及超声上机的培训，第二个月开始正式上机，根据其胜任力安排相应岗位，并进行超声报告质控。

学员日常培训与住院医师规培及研究生教育基本同步，可根据个人专长选择专业组，并在导师及专业组正副组长指导下完成科研文章。

入科4～6个月，进行阶段考核、中期总结，及时发现问题并改进。1年期满，进行年度OSCE考评、结业汇报、颁发证书。

（2）第二阶段学员培养方案：第二阶段为同等学力硕士学位申请阶段。

获得高级研修班结业证书者，进入同等学力硕士学位申请阶段。需参加同等学力硕士考试，获得考试合格证书。由北京协和医学院研究生院、北京协和医院教育处及超声医学科进行考评。成绩优秀者批准参加硕士研究生学位课程学习，进入硕士学位申请阶段，由科室指派导师进行科研指导。同时，学员需继续在超声医学科担任医疗、教学、科研等工作，工作安排基本同第一年。

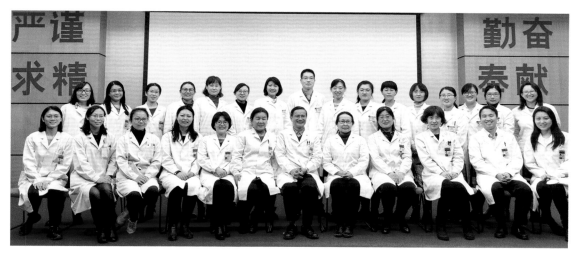

图 2-25 2018 年高研班学员、进修医师与基地教师合影
前排左起：王亚红、李文波、张璟、徐钟慧、吕珂、蔡胜、李建初、姜颖、齐振红、
刘赫、赖兴建、孝梦甦；后排左起：赵瑞娜、王铭、张晓燕。

已结业高级研修班学员代表

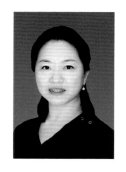

朴雪梅 主任医师
2014 级高级研修班学员
北京市平谷区医院主任医师

【个人简介】

主要临床方向：腹部、血管、乳腺、甲状腺、妇科、产科、成人心脏、胎儿心脏超声及输卵管超声造影的临床工作，尤其专长产科及胎儿心脏超声。

主要社会兼职：北京医学会超声医学分会青年委员会委员，北京医学会超声医学分会基层超声学组委员，中国妇幼保健协会胎儿心脏病防治专业委员会委员，中国微循环学会周围血管疾病专业委员会中青年委员会委员，北京女医师协会超声医学专业委员会委员。

【学子心语】

2014 年，我有幸参加了北京协和医院超声医学科开办的第一届高级研修班。在充实而繁忙的学习中，我收获满满。对协和卓越的文化和领先的理念有了很深刻的理解和体会。

丰富的病例、资源多样的教学形式，疑难病例在协和并不少见。一年下来，我积攒了很多珍贵的二维及动态病例资料，它们已然成为我重要的人生财富。除临床病例的积累和教授讲课，协和还为我们提供了多种学习渠道，让我们大开眼界，受益匪浅。

协和教学中处处体现"三基三严"的教育理念。协和超声医学科对操作的要求极为严格，诊断报告的措辞极为严谨。协和的老师们精益求精的态度、无私奉献的精神一直在感染和激励着我们。高山仰止，景行行止。虽不能至，然心向往之。这是我在协和学习过程中的最大感受，也激励着我始终不懈努力，要学到协和的学术精髓，努力做最好的自己。

附：历届高级研修班名单（表 2-9）

表 2-9　历届高级研修班名单（按姓氏拼音排序）

年份	姓　名
2014	谌小丽、朴雪梅、王园园、孙　伟、孙聪慧、张雪鹤
2015	秦丽莉、王　可
2016	杨向西
2017	薄　飞、王琳琳
2018	晋秀丽、苑翠翠
2019	刘夫英、辛艳丽

（十）进修医师培养

1. 项目介绍

为提高基层医疗水平，促进不同区域、不同级别医院间临床水平的平衡，充分发挥大型三甲医院医、教、研的优势，推动区域医联体的建设，北京协和医院自 1983 年每年向全国各医院招收进修医师，在医院内进行规范的临床及科研培训，同时满足医师的个性化学习需要，快速、全面提高进修医师的诊疗及科研水平。

近年来，为适应住院医师规范化培训基地与进修医师的临床资源平衡管理，医院的进修医师项目逐步调整为符合办院理念的精英培养模式，超声医学科也随之进一步为进修医师设计了精细化管理及导师制个性化培养模式，使进修医师完成学习后成为合格的协和人，将学习收获带回属地并转化为临床诊疗新动力，真正成为推动基层发展的种子人才（图 2-26）。

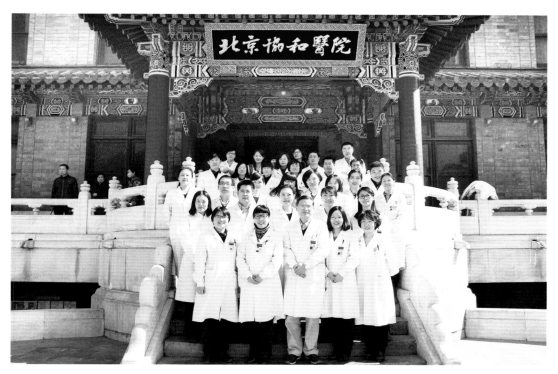

图 2-26　2014 年超声基地教师与进修医师合影
一排左起：张青、戴晴、李建初、吕珂、张波；
二排左起：游珊珊、夏宇、徐钟慧、王红燕、王亚红。

2. 北京协和医院超声医学科进修医师培养

超声医学科进修医师由科室主任、进修医师管理负责人及管理助理进行精细化管理。管理原则：管理严格，态度尊重，注重引导鼓励及人文关怀，帮助学员快速融入协和的工作与生活。管理目标：精英培养，培养医、教、研、管的全面人才，同时按需重点提高。

北京协和医院超声医学科历届主任都十分重视进修医师的培养，在管理过程中根据学员的反馈不断改进完善教学及管理制度。每一位进修医师均进行严格的入院考核、个性化引导式培养，帮助学员设立并完成科研及临床目标，通过出科考核及总结，并合格后方可结业。在流程中把好每一道关，培养符合"协和标准"的医生（表2-10）。

表 2-10　进修医师培养

导师制	增加学员的归属感，指导学习及工作 协助学员设立适宜的科研目标，指导科研工作的开展，并协助实现目标
医疗	完善考核及质控制度，最大限度地降低医疗风险
教学	改进高级别课程的内容，内容全面、有针对性，得到学生一致认可 增加进修医师疑难病例带教，提高学员疑难病例的诊断能力 增加进修医师沙龙，培养进修医师的自主学习及教学能力 增加评优制度，极大地激发学员的工作及学习热情
科研	鼓励进修医师参加各课题组的科研工作，培养科研思维及撰写科研文章
管理	鼓励进修医师参加科室的核心小组会议，培养管理能力

（1）分层分阶计划和总结：进修医师入科时制定详细的个人阶段性目标和计划，包括每个月的学习重点和方向，并在月末自我总结阶段性学习成果，反馈至进修医师负责人、管理助理及导师。进修医师离院时设立总结会，在会上汇报个人学习成果，总结学习经验。

（2）全方位、规范化、系统化的课程及教学：根据科室的实际情况，有效利用科内的教学资源，设计了以晨课（早间 workshop 课程）、基础级别课程、高级别课程为主的 7 个分级培养教学模块，以充分发挥学生的主观能动性为核心，旨在培养具有终身学习能力、临床实践能力、医学人文能力、学术研究能力的优秀超声医师。

基础级别课程、高级别课程、住院医师晨课、上机操作带教 / 虚拟超声教学为四个系列经典课程，内容相对固定，每半年一个循环，保证每一批次的进修医师能够全面地学习掌握各系统器官的疾病（图2-27）。而远程病例会诊、住院医师读片会、疑难 / 漏误诊病例分析课程是全科参与，内容与时俱进。

（3）进修医师带教课程：利用晚加班时间，由高年资带教老师进行相关系统疑难病例带教（图2-28）；门诊晚加班会诊病例带教；操作手法带教；指导上机练习。

（4）进修医师沙龙：周一下午 17：00 ~ 19：00（隔周）进行一次"进修医师沙龙"（图2-29），每位进修医师至少 1 次，入科 1 周后班长排出轮转表，鼓励大家自动报名随时多次分享病例，分享病例次数计入进修医师评优。

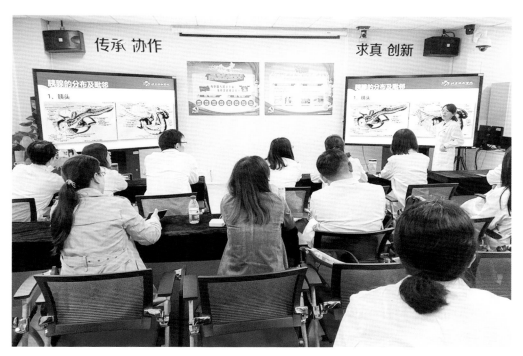

图 2-27　2019 年吕珂教授进行进修医师理论授课《胰腺疾病的诊断与鉴别诊断、病例分析》

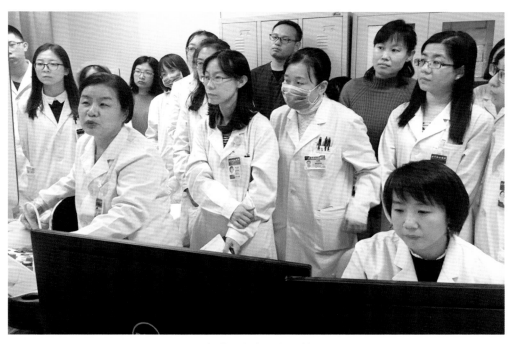

图 2-28　2018 年蔡胜教授进行进修医师带教授课

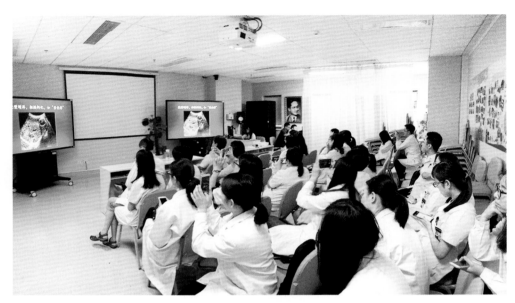

图 2-29   2018 年进修医师沙龙

已结业进修医师代表

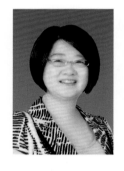

王健   主任医师
1994.2～1994.8 协和心内科超声心动图进修
2015.11～2016.12 协和超声医学科进修
山西医科大学第一医院医学博士、主任医师、教授、博士生导师

【个人简介】

山西省"三晋英才"支持计划拔尖骨干人才，山西省"1331 工程"重点创新团队分方向带头人，山西省科学技术学术带头人，山西省高等学校 131 领军人才，山西省卫生健康委临床高端领军人才。主持省部级课题 12 项；参与美国 NIH 项目 2 项；发表 SCI 论文 10 篇，中华级论文近 30 篇，国家级论文 60 余篇；获省级科技进步奖 3 项；出版著作 8 部：独著 1 部，"十三五"规划研究生教材副主编 1 部。山西省医学会超声专业委员会副主任委

员，山西省医师协会超声医师分会副会长，中华医学会超声医学分会学组委员等。

【学子心语】

回顾我在协和医院超声医学科一年的学习经历，深深地感受到科室为我们精心设计的理论和临床实践教程的良苦用心，我感受最深的是超声医学科注重三基三严、以临床实践为中心的医师规范化培训。

李建初主任非常重视各类医师的培养，他的理念是协和超声要为全国各地的医院培养优秀的、合格的医生。科室有一支有完善的师资队伍，层层负责，全面管理，针对各类不同层面的学生制定不同的学习计划。重视规范化操作培训，强调动手能力。重视住院医师临床思维训练。注重培养科研兴趣，帮助大家开展以临床需求为导向、突出学科特点的临床研究。接受协和严格规范的住院医师制度的培训，我不仅是协和住院医师培训的受益者，同时也作为一名协和住院医师培养师资队伍一员回馈社会。

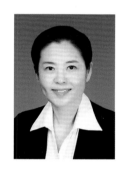

孙晓峰　主任医师

2008.10～2009.4 协和超声医学科进修

吉林大学第一医院医学博士、主任医师、副教授、硕士生导师

【个人简介】

吉林大学第一医院联合超声科主任，外聘中国科学院苏州生物医学工程技术研究所博士生导师。中国医师协会超声医师分会委员，中国医师协会超声医师分会血管超声专委会常委，中国医学影像技术研究会理事，中国医疗保健国际交流促进会超声医学分会委员会委员，吉林省老年学学会副会长，吉林省老年学会超声影像专业委员会主任委员。擅长血管超声、腹部超声、浅表器官超声检查。2011～2012 曾留学于美国西奈山医学院。

【学子心语】

离开协和进修的日子至今已经十余年，让我难忘的是：协和精神之追求真理；协和精神之仁爱。每一位协和人都是那么孜孜以求，不断刻苦努力，认真是一种习惯，无论年轻的、年长的，每个人都在求是，偶然有个假期也是老师们最佳的学习和写作时间。协和之仁爱体现在方方面面，可以是对患者的耐心、爱心；可以是对学生的悉心指导；可以是学习和工作之余，老师和我们的谈心。我至今还记得，老师问我："你焦虑吗？"那时候的我，远离家人，女儿幼小，婆婆年岁已高，爱人工作繁忙，工作压力之大，还有文章和课题要去完成。在和老师交流后，我知道怎么去做。多年以后，这些仍然都影响着我，我也用此同样教导我的学生。感谢协和，给了我知识；感谢协和，给了我生活的道理；感谢协和，教会了我仁爱之大医精诚。

附：历届进修医师名单（表2-11）

表 2-11　历届进修医师名单（2013～2019年）

年份	姓名（按姓氏拼音排序）
2013	安　洋、白　莉、边海英、曹小俊、陈　哲、樊维娟、冯　艳、葛继邦、葛　玲、郭旭琴、海　静、韩　清、贺菲菲、侯晓霞、江　华、蒋　婷、李聪军、李开文、李绍法、李　燕、李义文、李　英、李玉平、李兆芳、李振燕、刘奥源、刘菊玲、刘　敏、刘　鑫、罗金娥、马海燕、潘　静、庞玉华、皮　芳、戚晓艺、宋建明、苏　龙、滕　鑫、万兰兰、王春梅、王　豪、王建伟、王　谨、王　娜、王　萍、王　越、吴　虹、席晓萍、薛　军、杨见青、杨　霜、杨文娟、尹雪花、于　亮、张丽丽、张　苗、张　伟、张雪梅、赵春颖、朱应林
2014	曹玉英、常　云、陈成生、陈　敏、陈业强、成少华、冯晓丽、胡　欣、黄冬霞、姜丽丽、金光明、李朝喜、李　欢、李焕秋、李　晶、李　明、李想丽、刘芳欣、刘美娟、马　慧、牛慧敏、邵　娟、石太英、苏善勇、孙　伟、覃亚妮、田　媛、王道焕、王海霞、王海燕、王　凯、王　立、王绍鹏、王维娜、王小颖、温卫琴、邬向军、谢伟超、徐福娟、许　翔、姚涵文、尹玉英、由　秀、喻国南、昃　亮、张翠翠、张广英、张　健、张　蕾、张　霞、张晓凤、张园园、张志志、赵　静、周亚丽、周玉林
2015	薄华颖、曹纪萍、曹玲玲、陈　菲、陈宇翔、党　伟、邓永根、冯金凤、郭杏春、郝永杰、何洪金、胡园园、纪晓惠、纪艳丽、姜惠文、李凤娟、李　洁、李　莉、李一然、梁　丽、林颂娴、刘春花、刘　错、刘瑞明、刘　爽、刘　燕、龙丽华、马凤杰、米娜娃尔·吾提库、倪文璐、秦丽莉、史　楠、孙　丽、田莉莉、王鹤鹤、王　健、王　晶、王　可、王盼盼、王向华、王艳丽、王　燕、王玉玲、王志美、邢　艳、杨　化、杨嘉嘉、叶长坤、尹双飞、于海红、张　婵、张敏楠、张　冉、张之杰、郑一珍
2016	曹宏伟、柴有丹、楚美玲、达　娃、董　峥、范　俊、高　斌、高韦华斌、郭玲玲、侯　岩、姜　阳、李晓红、李卓容、练为芳、梁振停、刘春晖、刘　或、马　磊、孟　洁、尚建军、覃丽佳、汪培英、王潇雪、王雪芹、韦　炜、吴冬倩、熊少华、于春英、于清玉、岳　波、张新悦、张　忠、赵爱青、郑　斌、周　琛、周显青
2017	薄　飞、曾林波、陈碧华、董振强、郭志强、韩广香、蒋　群、金　珠、栗　君、刘　芳、刘　蔚、刘雨洋、吕琼芳、马金秋、马涛、毛艳杰、孙洪洋、乌云格日勒、王永莉、杨静宇、杨　玲、杨晓楠、尹海燕、张红霞、张　微、张长虹、赵　兰、钟　鹏

续表

年份	姓名（按姓氏拼音排序）
2018	陈淑华、冯宝香、胡亚男、黄乃磊、贾 娟、康利红、李海红、李淑娟、刘巧珍、娄媛媛、祁 明、钱晓蕊、乔晓红、沈慧梅、孙丽艳、王 丽、王小玲、王晓怡、文英兰、闫志慧、张 超、张华荣、张 蕊、赵 娜、赵 鑫、朱翔宇
2019	艾 婷、程晋锋、董慧君、高 宇、金鑫颖、刘 克、刘 燕、梅 丽、隋 鑫、吴晓峰、张 帆、张 强、张玉青、钟志蓉、周 利、周艳珂

（十一）继续教育与人才培养

1. 出国交流与国际人才培养

北京协和医院超声医学科通过美国中华医学基金会（CMB）奖学金、北京协和医院"百人计划"、国家留学基金委奖学金、北京协和医院临床博士后交流项目、中国医师协会超声医师分会"中国超声医师出国留学资助计划"、中日笹川医学奖学金、郑裕彤奖学金、日本超声学会奖学金、新加坡中央医院奖学金及项目，与美国哈佛大学附属麻省总医院、美国斯坦福大学、美国密歇根大学医院、美国加州理工学院圣地亚哥分校、美国托马斯杰斐逊大学医院、英国诺丁汉大学、意大利博洛尼亚圣奥索拉马尔皮基医院、日本近畿大学医院、韩国首尔大学医院、新加坡中央医院等国际知名医学院校合作，近年来共选派二十余人次出国进行为期1个月~2年的交流。

出国交流期间，学员学习了国际领先的临床技术，归国后开展了多项超声新技术，包括：自动乳腺容积超声的乳腺癌筛查及计算机辅助诊断、产科智能超声诊断技术、光声/超声双模态成像设备研发及临床转化应用、三维超声造影及磁定位导航新技术评价肝细胞肝癌栓塞化疗后残存血供及供血动脉、盆底超声、输卵管超声造影、炎性肠病超声评估及协和医院疑难肠病多学科诊疗模式、肛门失禁和直肠子宫内膜异位症的腔内超声诊断和风湿性疾病的肌肉骨骼超声诊断等。此外，这些国际交流项目还促进了科研、教学和管理领域的学习与合作，推动了科室临床诊疗、科研、教学及学科建设的不断突破。

超声医学科国际交流项目依托的部分基金及项目介绍如下。

（1）北京协和医院"百人计划"：北京协和医院2010年10月启动的"百人计划"项目，通过英语笔试口试及综合评定后，择优选派各科学员出国学习，出国期限3个月或以上。超声医学科自2011年至2018年期间，共18人入选"百人计划"，其中15人赴国外一流大学及医院深造，包括美国斯坦福大学分子影像中心、纪念斯隆-凯特琳癌症中心、哈佛大学医学院附属麻省总医院、克里夫兰医院、加州大学圣地亚哥分校、密歇根大学霍华德休斯医学中心、托马斯杰斐逊大学医院、澳大利亚悉尼大学、意大利博洛尼亚圣奥索拉马尔皮基医院、德国慕尼黑工业大学德国心脏中心。学习内容涵盖超声实验室（3人），妇产超声（5人），肌骨、盆底、直肠超声（4人），光声和分子成像（3人）。

（2）临床博士后国际交流项目：2016年，协和医院启动临床医学博士后项目，力求培养具有国际视野的临床医学精英人才。临床医学博士后培养方案中包含择优选派进行1~3个月的国际交流。超声医学科已有3名博后通过项目选拔，其中2人已赴韩国首尔大学及意大利罗马大学进行交流。

（3）国家留学基金管理委员会：是直属于教育部的非营利性事业法人单位，基金主要来源于国家留学基金计划的财政专款。留基委每年通过国家公派高级研究学者、访问学者、博士后项目，每年资助3500名各领域人才出国学习，留学人员联系国外留学单位派出后，国家留学基金委予以资助往返国际旅费及奖学金。超声医学科4位教授通过国家留学基金委的访问学者项目资助，赴美国斯坦福大学医院及密歇根大学进行为期3个月~1年的高级访问学者交流。

（4）美国中华医学基金会（CMB）：创始于1914年，1914~1950年创建并运营北京协和医学院及北京协和医院。从1980年应邀返回中国后，CMB继续资助多个院校的医疗卫生专业教育及卫生政策与体系科学等项目，包括北京协和医院国际交流项目，超声医学科4位同事通过基金会面试考核，赴美国托马斯杰斐逊大学医院、天普大学医院、纽约大学医学院蒙萨拉医院交流学习。

（5）中国医师协会超声分会"中国超声医师出国留学资助计划"：为了推动中国超声医学事业的健康发展，鼓励并培养优秀的超声人才，中国医师协会超声医师分会经多方努力，于2016年推出了"中国超声医师出国留学资助计划"，每年选拔青年优秀超声医师，赴国外留学深造6~12个月，超声医学科截至2020年已有2人通过选拔，派出1人。

（6）中日笹川医学奖学金：1986年由卫生部和日本财团在北京签署，自1987年起，中方每年派遣100名医药卫生领域人员到日本进修学习，是迄今中国与国外组织机构在高层次医疗卫生合作方面时间最长、人员规模最大的双边合作项目。超声医学科1人通过选拔，于2001~2002年赴日本名古屋大学留学1年。

（7）郑裕彤博士奖学金：1996年香港大学以郑裕彤博士名义设立，旨在资助中国大陆的学者前往香港大学医学院接受临床训练、医院管理或科研专业培训，并促进学术及专业知识交流。截至2020年，超声医学科已有2人通过选拔赴港交流。

此外，超声医学科同事分别依托新加坡中央医院奖学金、日本超声学会奖学金、科技部中法杰出青年科研人员交流项目、北京市科技新星计划等基金支持，赴新加坡、日本、法国、德国等国医疗机构进行交流学习。

2. 国际人才培养课程

（1）临床与转化研究所（CTSI）在线培训项目：CTSI 始建于 2006 年，是美国国立卫生研究院资助的转化医学研究联盟中最早且最大的一个。北京协和医院与加州大学旧金山分校（UCSF）合作于 2012 年，引入了 UCSF 精品在线课程 CTSI 在线培训项目，旨在培养医院优秀科研骨干和项目管理者，促进转化医学研究发展。培训为全英文线上授课，其设置包含临床研究选题和设计、研究对象招募、方法选择、样本量估计、数据安全管理及伦理问题等，历时 8 周。通过教科书及在线课程的学习和指导教授引导下的小组内评价、讨论等，学习科研实验设计，学员巩固学到的方法并应用到科研工作中，利用学科交叉的优势进行协作创新，以实际行动带动医院科研的发展。超声医学科教师及临床博士后自 2012 年起至 2020 年，共计 7 人完成 CTSI 培训项目，此后以第一作者或通信作者发表 SCI 论文 15 篇，主持国家级科研基金项目 2 项、省部级科研基金项目 6 项，CTSI 项目对科室师资及青年医师科研能力提升均起到了重要作用。

（2）北京协和医学院－哈佛大学医学院 T2T 青年教师培训：北京协和医学院于 2019 年选拔教职员工参加哈佛医学院 T2T（Training to Teachers）青年教师培训项目。该项目让学员们系统了解成人教育理论在医学教育领域的运用，同时掌握课程体系的设计和临床教学的评价反馈等内容，并学习哈佛医学院前沿医学教育理论和方法的运用。超声医学科夏宇教授参加了该项目学习，在进行了 9 个月的线上课程学习后，于 8 月中旬赴哈佛医学院参加为期 3 天的工作坊并顺利结业。这一培训为超声医学科教学打开了国际化视野，提高了教师队伍的实力。

3. 主办继续教育项目

北京协和医院超声医学科自 1996 年起开办国家级及市级继续教育课程，根据学员意见和学科发展不断更新授课内容，目前培训涵盖心脏超声、关节超声、血管超声、妇科超声、乳腺超声、产科超声、浅表器官超声、甲状腺超声、超声造影等学科前沿、临床前沿内容，包括理论介绍、典型病例分享、现场操作演示等，理论与实践相结合，重在应用先进的技术、理论解决实际问题，并还在条件允许的情况下邀请美国专家参与教学，促进国内外学术交流。24 年来，累计已有千名市级或以上医院医生完成了培训，学员广泛分布于全国各地，职称包括主任医师、副主任医师、主治医师和住院医师等。

2013 年，姜玉新教授负责的国家级继续教育项目《彩色多普勒超声新进展与临床应用》获北京协和医院优秀继续教育项目一等奖。

ꓘ

三、教学成果

（一）主编及主译著作

超声医学科自 1979 年以来，共主编、主译教材五十余部。其中包括牵头编著《医学超声影像学》（人民卫生出版社）等专业教材 9 部，编写《中国胎儿产前超声检查规范》等 5 部指南及规范，编译《妇产科超声基础教程》等经典教材 17 部，主编《周围血管和浅表器官超声鉴别诊断图谱》等经典专著 21 部，并编著多部面向大众的科普类专著（表 2-12、图 2-30）。上述书籍的编写及出版时段，自超声医学在我国起步伊始延续至今，书籍内容及受众涵盖广泛，从医学生到超声专科医师教学，从大众科普到专科专业化培养，从翻译经典专著传播专业理论知识到编写发布指南规范促进专业实践标准化、同质化，始终躬体力行，旨在积极引领和推动行业发展。

表 2-12　主编及主译著作

出版年份	著作名称	主编/主译	出版社
1979	超声诊断的临床应用	邹贤华	河北人民出版社
1984	B 型超声诊断的临床应用	邹贤华、张缙熙	人民卫生出版社
1988	小器官与内分泌腺的超声诊断	张缙熙、苏占福	内蒙古人民出版社
1989	腹部肿瘤超声诊断	邹贤华	重庆出版社
1989	腹部超声诊断	主译：邹贤华、张缙熙、廖有谋	人民卫生出版社
1999	彩色多普勒技术（CDFI）考试大纲辅导教材	张缙熙	科学技术文献出版社
1999	血管和浅表器官彩色多普勒超声诊断学	李建初、袁光华、柳文仪、周墨宽	北京医科大学中国协和医科大学联合出版社
2000	新编超声诊断问答	张缙熙	科学技术文献出版社
2003	浅表器官超声诊断图谱	张缙熙、姜玉新	科学技术文献出版社
2003	北京协和医院医疗诊疗常规 超声诊断科诊疗常规	姜玉新、戴晴	人民卫生出版社

续表

出版年份	著作名称	主编/主译	出版社
2004	临床技术操作规范 超声医学分册	姜玉新	人民军医出版社
2004	彩色多普勒技术（CDFI）辅导教材（第二版）	张缙熙、姜玉新	科学技术文献出版社
2006	浅表器官及组织超声诊断学	张缙熙、姜玉新	科学技术文献出版社
2006	临床实用超声问答	张缙熙、简文豪	科学技术文献出版社
2007	周围血管和浅表器官超声鉴别诊断图谱	姜玉新、李建初	江西科学技术出版社
2008	超声测量图谱（第2版）	主译：张缙熙	人民军医出版社
2008	超声检查答疑	张缙熙 简文豪	科学技术文献出版社
2009	社区医师超声检查指南	张缙熙、杨素国	中国协和医科大学出版社
2009	超声疑难病例解析	姜玉新、戴 晴、李建初	科学技术文献出版社
2009	超声心动图手册	主译：方理刚、朱文玲	科学出版社
2010	超声掌中宝：腹部及表浅器官	张缙熙、姜 颖	科学技术文献出版社
2010	浅表器官及组织超声诊断学（第2版）	张缙熙、姜玉新	科学技术文献出版社
2011	妇产科超声基础教程	主译：戴 晴、孟 华、姜玉新	人民军医出版社
2011	腹部和浅表器官疾病超声专家点评（第2辑）	点评专家：张缙熙	人民军医出版社
2012	超声医学高级教程	姜玉新、张 运	人民军医出版社
2012	北京协和医院医疗诊疗常规 超声诊断科诊疗常规（第2版）	姜玉新、戴 晴	人民卫生出版社
2013	超声科诊疗常规	姜玉新	中国医药科技出版社
2013	腹部超声必读	主译：张缙熙、吕 珂	人民军医出版社
2013	超声物理基础必读	主译：戴 晴、孟 华	人民军医出版社
2014	临床疑难病例超声解析	姜玉新、李建初	中华医学电子音像出版社
2015	胎儿心脏病产前超声诊断咨询及围产期管理指南	何怡华、姜玉新	人民卫生出版社
2016	医学超声影像学	姜玉新、王志刚	人民卫生出版社
2016	超声医学高级教程	姜玉新、张 运	中华医学电子音像出版社
2016	超声医学专科能力建设专用初级教材——妇产和计划生育分册	姜玉新，等	人民卫生出版社

续表

出版年份	著作名称	主编/主译	出版社
2016	超声医学专科能力建设专用初级教材——介入分册	姜玉新，等	人民卫生出版社
2016	超声医学专科能力建设专用初级教材——浅表器官分册	唐　杰、李建初	人民卫生出版社
2016	超声医学（国家卫生和计划生育委员会住院医师规范化培训规划教材）	姜玉新、张　运	人民卫生出版社
2016	中国胎儿产前超声检查规范	姜玉新	人民卫生出版社
2017	医学超声影像学（第2版）	姜玉新、冉海涛	人民卫生出版社
2018	超声掌中宝：腹部及浅表器官（第2版）	张缙熙、姜　颖、朱庆莉、张一休	科学技术文献出版社
2018	医学超声影像学——学习指导与习题集	主审：姜玉新 主编：冉海涛、田家玮	人民卫生出版社
2018	胎儿颅脑超声（第3版）	主译：吴青青、姜玉新	人民卫生出版社
2018	胰腺超声检查规范	姜玉新、吕　珂	人民卫生出版社
2018	腹部超声入门	主译审　张缙熙	科学出版社
2018	腹部超声读片入门	主译审　张缙熙	科学出版社
2018	心脏超声入门	主译审　张缙熙	科学出版社
2018	乳腺超声入门	主译审　张缙熙	科学出版社
2018	妇产科超声入门	主译审　张缙熙	科学出版社
2018	血管超声入门	主译审　张缙熙	科学出版社
2018	泌尿系统超声入门	主译审　张缙熙	科学出版社
2018	消化道超声入门	主译审　张缙熙	科学出版社
2018	颈动脉超声入门	主译审　张缙熙	科学出版社
2018	甲状腺和涎腺超声入门	主译审　张缙熙	科学出版社
2018	超声设备使用入门	主译审　张缙熙	科学出版社
2019	浅表器官及组织超声诊断学（第3版）	姜玉新、李建初、夏　宇	科学技术文献出版社
2019	国家医疗服务与质量安全报告——超声医学分册	姜玉新、李建初、王红燕	人民卫生出版社

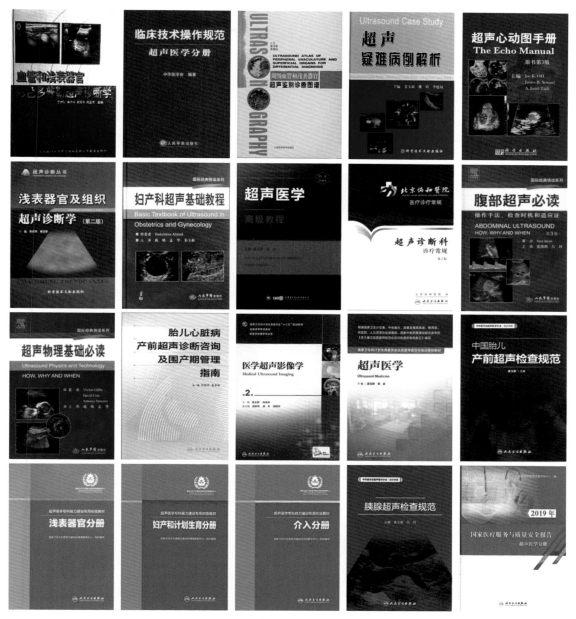

图 2-30 部分主编及主译著作（1999 年以后）

（二）院校级教学科研课题

随着超声医学与信息化教学新技术的不断发展，超声教学的新内容和新技术手段层出不穷。科室教学基地导师积极进行教学改革，探索了超声模拟教学、虚拟解剖技术、全自动容积扫描标准化影像技术、远程教学、移动应用程序教学等新技术在超声教学中的应用，建立了甲状腺、乳腺、腹部等教学资源库和教学系统，探索了项目式学习（PBL）等教学模式，不断加强教学管理及师资建设。近年来，科室承担院校级教学科研课题 11 项（表 2-13），推动超声教学在教学内容、模式、方法、新技术应用及教学资源等各方面不断发展。

表 2-13　院校级教学科研课题

年份	负责人	课题名称
2014	李建初	模拟教学中心的组建与运行管理子课题 3
2014	刘　赫	小规模特色办学青年教师培养项目
2014	张　波	教学资源库的建设子课题 4——基于超声的甲状腺病变诊断教学系统
2015	张一休	小规模特色办学青年教师培养项目
2015	吕　珂	腹部超声医学住院医基地教学资料库、实践平台建设及 PBL 教学模式探索
2015	张一休	基于超声虚拟训练系统、多点触控虚拟解剖系统、标准化病人及超声病例库的医学本科生及初学者超声培训基地建设及超声教学改革
2016	李建初	超声医学远程教学模式的探索
2016	张　波	基于 APP 的超声教学及精准评估系统
2016	朱庆莉	基于自动乳腺容积扫描成像的超声标准化影像教学模式探索
2019	王红燕	基于自动乳腺全容积成像的乳腺标准化图像教材库建设
2020	杨　萌	超声可视化教学与诊断学的整合教学探索

（三）教学质控类论文

超声医学科自 2015 年起重点开展并推进质控工作，基于国家及北京市质控主任单位的平台，探索引领并实现超声学科质控工作的标准化及制度化发展。科室不断对教学需求、教学效果、教学改革及教学新方法的效果进行调研，评估教学质量，指导教学工作不断改进。近 5 年来，发表教学质控类论文 20 余篇（表 2-14）。

表 2-14 近 5 年来发表教学质控类论文

发表年度	第一作者	通信作者	论文题目	期刊
2015	张一休	姜玉新	北京协和医院超声医学科医患沟通现状及培训需求调查	基础医学与临床
2015	张一休	姜玉新	北京协和医院超声医学科毕业后继续教育教学需求调查	基础医学与临床
2016	武玺宁	张一休	北京协和医院临床住院医师对超声检查认识情况的调查分析	基础医学与临床
2016	陈 程	潘 慧	北京协和医院医学生摄影任职程度横断面调查	基础医学与临床
2016	刘如玉	张 波	短期强化培训在甲状腺结节超声教学中的作用	协和医学杂志
2016	张一休	姜玉新	医学院超声教学改革	协和医学杂志
2017	张一休	姜玉新	模拟教学在超声培训中的作用及新进展	基础医学与临床
2018	高 琼	张 波	基于甲状腺超声学习班问卷调查结果的继续医学教育研究	中华医学教育杂志
2018	张一休	吕 珂	西藏自治区超声从业人员现状调查	基础医学与临床
2019	张一休	吕 珂	虚拟超声模型对超声初学者测量一致性评估	中华医学超声杂志（电子版）
2019	高璐滢	张 波	"标准化甲状腺结节超声培训-考核系统"的短期教学效果评估	协和医学杂志
2019	席雪华	张 波	临床医学八年制本科生临床流行病学诊断试验教学评估分析	基础医学与临床
2019	赵辰阳 孝梦甦	朱庆莉	Feasibility of computer-assisted diagnosis for breast ultrasound：The results of the diagnostic performance of S-Detect from a single center in China	*Cancer Manag Res*
2019	王红燕	姜玉新	加强超声医学质量控制促进学科创新发展	中华医学超声杂志（电子版）
2019	张晓燕	姜玉新	质量控制专项管理在超声科中的应用效果	中华医学超声杂志（电子版）
2019	谷 杨	姜玉新	超声医学相关质量指标的应用现状	中华超声影像学杂志
2019	武玺宁	姜玉新	超声医学影像工作站在住院医师超声报告质量控制方面的应用	中华医学超声杂志（电子版）
2020	林 霖	杨 萌、李建初	基于需求分析的超声医学科住院医师晨课建设及优化	基础医学与临床

续表

发表年度	第一作者	通信作者	论文题目	期刊
2020	高璐滢	王红燕、姜玉新	Can combined screening of ultrasound and elastography improve breast cancer identification compared with MRI in women with dense breasts–A multicenter prospective study	*J Cancer*
2020	王铭	杨萌、李建初	北京协和医学院 4 + 4 医学教育试点班新型超声教学模式的探索	基础医学与临床
2020	国家超声医学质量控制中心 中华医学会超声医学分会	姜玉新、李建初	超声医学科新型冠状病毒感染防控专家共识（第一版）	中华医学超声杂志（电子版）
2020	张一休	李建初、姜玉新	新型冠状病毒肺炎疫情期间超声医学科精细化管理探索	中华医学超声杂志（电子版）
2020	孟伟、王若蛟	吕珂	COVID-19 疫情期间非隔离诊区超声设备的消毒	基础医学与临床

3 医疗篇

北京协和医院是全国疑难重症诊治指导中心之一，强大的临床综合实力带动了超声医学科的发展，超声医学科同时也提供了强有力的技术平台反哺临床，共同推动医院整体实力的提高。

超声医学科高度重视医疗质量与医疗安全，始终把医疗质量与医疗安全放在临床工作的首位，各专业组着力完善相应的超声技术规范，如胎儿产前诊断流程及超声技术规范化应用，适合不同级别医院的乳腺癌、甲状腺癌的诊疗流程的制定，胰腺疾病的超声诊断规范等，进一步推动了科室及行业的超声诊疗规范，确保了医疗安全质量。

科室严格的质量控制也已成为把控超声医疗质量安全的一道重要防线，通过超声报告抽查及随访、超声检查阳性率统计分析及漏误诊病例分析，层层把关，建立并形成了一套独具特色的质量控制体系。

科室开展了以亚专业组、多学科团队、质控中心为核心的学科建设体系；建立了完善的预约、分诊、转会诊体系，不仅提高了工作效率，更能为医疗工作的质量安全保驾护航。这些工作不断生根、发芽、开花、结果，取得了令人瞩目的成绩，超声心动学组、乳腺、产科、血管、腹部及介入亚专业组等获得多次国家级及省部级科技成果奖。

自成立以来的近 40 年中，科室不断吸收国内外先进研究成果和临床实践经验，开展各项新技术应用，并且与各相关临床科室保持着良好的沟通与协作，主动融入临床多学科团队，积极参加胰腺疑难疾病会诊、疑难肠病会诊、产科疑难病会诊、罕见病多学科会诊等多个多学科团队工作，在多科室协作讨论决策中充分发挥平台作用。

各个超声亚专业组的工作持续专业化、精细化发展，各种新技术蓬勃开展，超声造影、三维超声、弹性成像、光声成像、人工智能等从科研走向临床应用，为临床提供了更多诊疗新途径以及更多有价值的诊疗信息，成为临床不可或缺的影像支撑平台之一。与此同时，协和人也无私地把自己的经验和成果与同行分享，把凝聚几代人智慧的行业规范向全国推广，并不断取长补短谋求共同发展。"协和超人"未来还将进一步以开放合作的态度不断向整个学科贡献自己全部的力量。

一、亚专业组介绍

超声医学科开展了以亚专业组、多学科团队、质控中心为核心的学科建设体系。超声心动图、乳腺、甲状腺、造影学组等亚专业组在临床的支持下，不断开花、结果，同时很多新生亚专业组，如肠道、男科、直肠组也在不断生根、发芽，取得了令人瞩目的成绩（表 3-1）。

表 3-1　超声教学基地亚专业组设置

	亚专业组	组长	副组长
1	超声心动图亚专业组	方理刚	
2	乳腺亚专业组	朱庆莉	刘　赫
3	甲状腺亚专业组	夏　宇	张　青
4	介入及造影亚专业组	吕　珂	谭　莉
5	腹部亚专业组	谭　莉	张　璟
6	产科亚专业组	徐钟慧	欧阳云淑
7	妇科亚专业组	齐振红	刘真真
8	血管亚专业组	王红燕	李　娜
9	肌骨亚专业组	杨　萌	杨　筱
10	男科亚专业组	赖兴建	
11	直肠亚专业组	仲光熙	王　亮

（一）超声心动图亚专业组

1. 临床工作总结

1979 年心内科朱文玲教授等开始开展 M 型超声技术。1985 年朱文玲教授从美国学习超声心动图技术回国后，牵头优生优育胎儿超声心动图应用的临床研究，20 世纪 90 年代初在全国较早开展冠脉内超声成像临床应用，以后在国内很早开展了大剂量和小剂量多巴酚丁胺超声心动图负荷试验，以及腺苷负荷试验。心内科一直承担着北京协和医院所有的心脏超声检查工作，开展了经胸超声心动图、经食管超声心动图、床旁超声、结构性心脏病介入超声引导等各项临床工作。积极开展各种超声心动图技术，包括三维超声、心腔和心肌超声造影、负荷超声心动图及斑点追踪技术等。是国内最早开展第一、二代左心声学造影剂临床试验的医院之一。各级医生充分发挥超声技术的优势，开展了众多临床研究，包括心力衰竭、心肌病、肺动脉高压、老年患者队列、心脑血管病队列、瓣膜病、缩窄性心包炎、房颤等临床研究。在心脏超声检查时，心内科临床医生善于密切结合患者临床表现，做出最合理的诊断，使超声心动图诊断水平一直保持在高水准（图 3-1，图 3-2）。

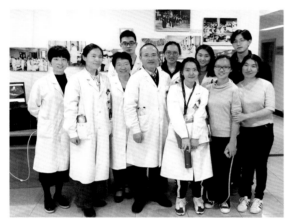

图 3-1　超声心动图模拟操作培训班

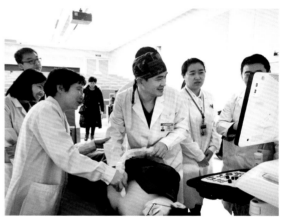

图 3-2　手把手教超声心动图操作

2．专业特色

心内科医生有丰富的心血管疾病诊治的临床经验，对心血管疾病的病理解剖和病理生理有深入的专业知识，因此临床医生在使用超声心动图进行疾病诊断时，能密切结合患者的临床资料，提高诊断的准确性，并在科内和科室间建立了通畅的患者治疗流程，并建立了心血管诊治的多学科协作机制，如定期的心内心外等多科联合查房，使危重症患者在超声诊断后得到及时的治疗，体现了高水平医疗。依托北京协和医院作为全国疑难重症诊治指导中心平台，超声心动图室每年诊断了大量的疑难危重症患者，如系统性疾病心脏受累、遗传代谢病、危重感染性心内膜炎、肺高血压、复杂先心病等。

3．主要成果

1991 年"胎儿超声心动图的临床研究"获卫生部科技进步三等奖。2000 年"血管内超声成像的临床应用研究"获北京市科技进步二等奖。2006 年"血管内超声和多普勒技术在冠状动脉疾病诊治中的应用研究"获国家科技进步二等奖。2000 年"经食管超声心动图的临床应用"获院医疗成果三等奖。作为牵头单位开展了国家一类新药盐酸去甲乌药碱注射液的Ⅱ期临床试验——盐酸去甲乌药碱注射液作为心脏负荷试验药物用于超声心动图和心肌灌注显像诊断冠心病的安全性和有效性临床观察。超声心动图专业组共获得国家自然科学基金资助 3 次，省部级科研基金 9 次，院校级科研基金 5 次。主译梅奥医学中心的《超声心动图手册》。

4. 组长介绍

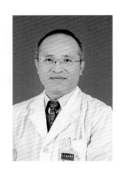

方理刚

医学博士

主任医师

教授

博士研究生导师

本科毕业于浙江大学医学院临床医学系，在北京协和医学院获内科学博士学位。2005 年曾在美国 UAB 医学院附属医院心内科访学。临床专长：心衰、心肌病、高血压、冠心病等诊治。在超声心动图诊断各种疑难心血管疾病方面有 20 余年的临床经验。和心内科同事建立了北京协和医院心内科心衰团队。主译梅奥医学中心的《超声心动图手册》。以第一作者或通信作者发表中英文医学论文 130 余篇。

现任中国医师协会心力衰竭专业委员会第一、二届委员会常委，中华医学会心血管病学分会影像学组委员，中华医学会超声医学分会超声心动图专业学组委员，中国医师协会心血管内科医师分会超声心动图学组委员，中国医学工程学会中国超声心动图学会委员，海峡两岸医药卫生交流协会超声医学专家委员会委员，北京市超声医学质量控制和改进中心专家委员会委员，北京医学会超声分会超声心动图学组委员，中华医学会心血管病学分会第十届委员会心力衰竭学组委员，国家心血管病专业质控中心专家委员会专家，欧洲心脏病学会会员（FESC），北京中西医结合学会全科医学专业委员会副主任委员，中国老年保健医学研究会高血压防治分会副主任委员等。

（二）乳腺亚专业组

1. 临床工作总结

1986 年，张缙熙教授组建超声科后，敏锐地发现了国内对于乳腺及甲状腺等小器官超声诊断研究方面的空缺，率先开展了小器官超声诊断，有力地带动了国内浅表器官超声诊断的发展。主编超声学著作《浅表器官及组织超声诊断学》《浅表器官超声诊断图谱》，为乳腺亚专业组的成立和发展奠定了坚实的基础。

近年来乳腺癌已成为中国女性发病率最高、死亡人数增幅最大的恶性肿瘤之一。20 世纪 90 年代末，学科带头人姜玉新教授创立了乳腺亚专业组，带领团队对乳腺癌的早期诊断进行了系统深入的研究，取得了一系列开创性成果。建立了早期乳腺癌的超声诊断标准和处理原则，对超声早期发现、诊断乳腺癌具有重要价值。国内最早应用高频超声与超声定位技术开展临床触诊不清的乳腺癌早期发现、诊断和治疗系列研究，帮助数千例乳腺癌患者实现术前超声定位切除，明显改善预后。应用国际先进的超声造影技术，研究乳腺肿瘤血管特征，建立了乳腺良、恶性病变超声微血管显像诊断标准。此外还开展了乳腺癌超声基础研究，为预测肿瘤生物学行为、术前判断肿瘤侵袭性和评估肿瘤预后提供了新方法（图 3-3、图 3-4）。

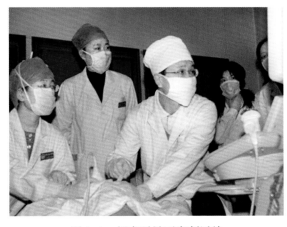

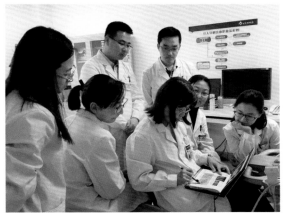

图 3-3　超声引导下穿刺活检
中：姜玉新教授。

图 3-4　乳腺亚专业组临床 – 病理床边教学活动
右三：朱庆莉教授。

系列成果在北京市科技推广项目资助下，通过举办继续教育项目、学习班和国际性、全国性学术会议向全国推广，覆盖至全国 150 多家大中型医疗机构。

2. 专业特色

（1）乳腺外科乳腺癌年手术量在全国综合医院中名列前茅，专业组为之作出重要贡献。目前年完成乳腺癌术前超声检查约 1600 例，年完成术前穿刺定位约 1000 例。

（2）各种乳腺疑难病例术前超声检查难度高，专业组在临床诊断中综合使用多项超声新技术，不断提高乳腺癌的早期诊断准确性，目前诊断水平已达国际先进水平。

（3）乳腺癌患者术前精确评估，对外科手术方案有重要帮助。尤其是多中心 / 多灶乳腺癌、年轻乳腺癌、高龄乳腺癌、肿瘤局部复发、浆细胞乳腺炎等。

3. 主要成果

乳腺专业组在乳腺癌早期诊断领域持久耕耘，建立了高质量的患者图像数据库，同时在临床工作中凝练了明确的科研方向，努力实现临床科研协同发展。近年来，乳腺组在发表文章、获得基金资助、获奖方面均取得突出成绩。

（1）共发表乳腺超声相关论文逾 100 篇，其中 SCI 收录 50 余篇，乳腺超声造影的论著被欧洲超声医学与生物学联合会（EFSUMB）指南收录。

（2）专业组共获得国家自然科学基金资助 6 次，省部级科研基金 4 次，院校级科研基金 7 次。

（3）科研奖励：2007 年度中华医学科技奖三等奖；2015 年度教育部科学技术进步奖二等奖；2015 年度华夏医学科技奖二等奖；2017 年度中华医学科技奖三等奖；2003 年度北京协和医院医疗成果三等奖；2019 年度北京协和医院医疗成果一等奖。

4. 组长及副组长介绍

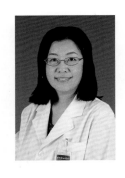

组长 　朱庆莉
医学博士
主任医师
教授
博士研究生导师

2004 年毕业于中国协和医科大学影像医学与核医学专业，获博士学位。技术全面，擅长乳腺癌的早期超声诊断，先后 8 次获得北京协和医院医疗成果奖。

2011 年美国哈佛医学院麻省总医院访问学者。发表论文及合作发表论文 162 篇，其中 SCI 收录论文 54 篇，论文单篇最高被引用 209 次。主持及参与完成国家级及省部级科研课题 10 项，包括主持国家 863 计划、国家自然科学基金。先后 5 次获得省部级科技进步奖，包括 2015 年高等学校科学研究优秀成果二等奖；2007 年度、2008 年度、2017 年度、2018 年度中华医学科技奖三等奖。作为专家参与编写 4 部国内临床指南和专家共识，国家卫生计生委全国高校规划教材及培训专用教材 2 部。参与国内外学术会议的研讨、交流，并多次获得优秀论文奖。

现任中华医学会超声医学分会青年委员会副主任委员，北京医学会超声医学分会青年委员会副主任委员,《中华医学超声杂志电子版》编委。

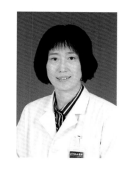

副组长　刘　赫

医学博士

主任医师

教授

硕士研究生导师

1993 年就读于白求恩医科大学临床医疗系,1998 年毕业后一直在北京协和医院超声医学科工作。2002~2006 年师从导师姜玉新教授,硕博连读,获博士学位。2016 年获卫生部主任医师资格。

美国密歇根大学超声科学习 2 年,并获国家教育部留学基金委公派留学访问学者项目和北京协和医院"百人计划"项目资助赴美国斯坦福大学学习交流。迄今发表国内外专业论文 40 余篇,并参编多部专业书籍。主持并完成国家自然科学基金 1 项,中国医学科学院青年学者项目 1 项,北京协和医院青年科研基金 1 项。参加多项国家及省部级课题,其中"早期乳腺癌超声诊断新技术系列研究及其临床应用""超声技术在肾动脉狭窄诊断和介入治疗中的应用研究"均获中华医学科技奖三等奖,"乳腺癌超声早期诊断方案的建立、推广应用与肿瘤生物学特征研究"获教育部科学技术进步奖二等奖和华夏医学科技奖二等奖。主持完成的"超声新技术在乳腺中的应用及与肿瘤血管生成和 VEGF 表达研究"获北京协和医院青年医师科研成果一等奖。

现任中国医师学会超声医师分会浅表器官委员会常务委员,中国研究型医院甲状旁腺及骨代谢疾病专委会委员,国家自然科学基金函审评委。

(三)甲状腺亚专业组

1. 临床工作总结

早在 20 世纪 80 年代,邹贤华教授、张缙熙教授已经在国内开展了甲状腺超声研究,这些早期的临床探索有力地带动了国内浅表器官超声诊断的发展,为甲状腺亚专业组的成立和发展奠定了坚实的基础。

20 世纪 90 年代初,学科带头人姜玉新教授带领超声团队与外科、病理科团队一起,对甲状腺癌的诊断进行了系列深入的研究,在甲状腺疾病的超声诊断方面积累了较多的经验,减少了漏误诊，提高了甲状腺结节诊断的准确性，形成了具有鲜明特点的甲状腺超声亚专业组。

自 20 世纪 90 年代开展甲状腺结节超声引导下穿刺活检及介入治疗工作以来，团队在姜玉新教授的引领下不断进取，通过多学科交叉合作，积极引入薄层液基技术、细胞学联合甲状腺球蛋白（Tg）检测、基因突变检测等技术，显著提高了细针活检诊断准确性。并在多学科合作模式下，开展了甲状腺乳头状癌术前预后评估、甲状腺癌术前淋巴结分区、术前定位标记以及特殊病例术中探查等多项临床实践与探索，获得临床高度赞扬。与此同时，团队不断积极应用超声造影、弹性成像及薄层容积三维超声冠状面重建等新技术在甲状腺疾病领域开展临床研究，丰富了甲状腺肿瘤的生物影像学特征，开辟了疑难病例诊断新途径。

上述系列成果在北京市科技推广项目资助下，正在通过举办继续教育项目、学习班和国际性、全国性学术会议向全国广泛推广。团队中多位教授也应邀参与了国内甲状腺疾病相关指南的编写，包括《血管和浅表器官超声检查指南》《超声造影检查指南》《持续 / 复发及转移性甲状腺癌诊疗指南》等。

影像医学的发展离不开医工结合，自 2015 年起，团队启动了光声成像系统研发及临床应用探索，获得多项科研资助。目前，联合研发的光声 / 超声双模态成像系统仪器已成功应用于临床研究，我们期待甲状腺超声团队能够站得更高，走得更远。

2. 专业特色

（1）多学科团队合作：在基本外科、内分泌科、核医学科、病理科、放射治疗科等多个科室专家的支持下（图 3-5，图 3-6），建立了良好的多学科工作流程，为疑难病、罕见病的诊治建立了扎实可靠的超声平台。

（2）颈部淋巴结评估：在甲状腺手术或碘治疗前后评估颈部淋巴结，对异常淋巴结进行分区定位、体表标记定位、解剖描述定位。

（3）甲状腺结节随访数据库建设：开始与基本外科合作建立甲状腺结节随访数据库。

（4）临床新技术研究：开展了超声造影、弹性成像、三维超声等新技术研究。

（5）病理基础研究：与病理科合作开展了 BRAF TERT 等相关研究探索。

（6）横向学术联系：与国内外多学科团队举办了多次研讨会。

3. 主要成果

（1）发表甲状腺相关 SCI 论文 35 篇。

（2）申请获得各类甲状腺相关科研基金项目 14 项。

（3）多次获得北京协和医院医疗成果奖。

（4）多次获得中华医学会超声年会及北京市超声学会年会优秀论文奖。

（5）多次获得中国临床肿瘤学会（CSCO）甲状腺专业委员优秀论文奖。

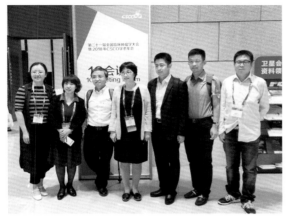

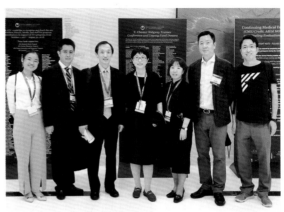

图 3-5　甲状腺亚专业组成员参加 2018 年中国临床
肿瘤学会年会（CSCO）年会
左二：张波；左五：夏宇。

图 3-6　甲状腺亚专业组成员参加 2018 年美国甲状
腺学会（ATA）年会
左起：黄雪培、夏宇、廖泉、林岩松、张波、
刘洪沨、赖兴建。

4. 组长及副组长介绍

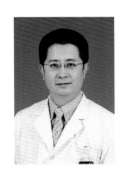

组长　夏宇
医学博士
主任医师
教授
博士研究生导师

　　本科毕业于北京医科大学临床医学系，博士导师姜玉新教授。曾在日本近畿大学、美国加州大学圣地亚哥分校、美国托马斯杰斐逊大学医院及欧洲肿瘤研究所访问学习，并在美国哈佛大学医学院参加师资培训，2018 年参加中组部"组团式"医疗人才援藏。

　　参与并主持过多项重大科研项目，如科技部国际合作项目、国家自然科学基金、科技支撑项目、教育部归国留学人员基金等；发表中文核心期刊文章 30 余篇，SCI 收录文章 22 篇；参与编写专业书籍 12 部，其中 1 部主编、2 部"十三五"规划教材副主编。曾获国家卫生健康委直属机关优秀共产党员、全国住院医师规范化培训"优秀带教老师"、西藏自治区人民政府"第八批优秀援藏干部人才"等荣誉称号，获中华医学科技奖三等奖 1 次。

现任中国医院研究型学会超声专业委员会常务委员，美国甲状腺学会会员，西藏自治区医学会超声专业委员会副主任委员，中国临床肿瘤学会（CSCO）甲状腺癌专家委员会委员，中国医师协会超声专业委员会血管超声分会常务委员，北京协和医院教育委员会委员，教育部学位论文中心研究生论文评审专家，北京市自然科学基金评审专家。同时兼任《协和医学杂志》编委、《医学参考报超声频道》青年编委以及 *Cancer Biology & Medicine*、*Orphanet Journal of Rare Diseases*、*The Ultrasound Journal*、*European Journal of Inflammation* 等杂志审稿人。

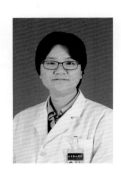

副组长　张青

医学博士

副主任医师

副教授

临床专注于乳腺癌筛查、甲状腺穿刺活检、产前介入诊断、胰腺造影。发表专业论文20余篇，参与国家卫生健康委"十一五""十三五"规划教材《医学超声影像学》（第一、二版）、《超声疑难病例解析》《北京协和医院医疗诊疗常规超声诊断科分册》多部专业书籍的组织与编写，参与多项国家自然科学基金。

负责组织多场北京医学影像论坛超声分论坛等国内外超声学术会议。作为工作组秘书，参与组织制定全国医疗服务价格超声部分规范体系。曾荣获北京优秀中青年医师、教育部科技进步奖等。

现任北京医师协会超声专科医师分会副总干事；中华医学会超声医学分会工作秘书、青年委员；北京医学会超声医学分会青年委员兼秘书长；卫生健康委"全国农村妇女乳腺癌筛查超声培训项目"专家及秘书。

（四）介入及造影亚专业组

1. 临床工作总结

在国内早期开展了肝癌的介入治疗，胰腺癌及子宫肌瘤的高能聚焦超声刀（HIFU）治疗，同时完成了大量超声引导下的多部位穿刺活检、治疗、置管引流等介入操作，目前年总工作量 7000 余例次。

随着超声造影技术（CEUS）和细针抽吸细胞学－液基薄层细胞学检查（FNA-TCT）的广泛应用，超声医学科以介入穿刺结合超声造影诊断胰腺局灶性病变的工作已达到较高水平，累计发表相关文章 10 余篇，主持及参与相关课题 3 项，包括卫生部行业基金、国家自然科学基金面上项目、医科院创新基金，建立了以胰腺癌为主的各种胰腺病变的超声诊断及超声介入穿刺活检的个体化、科学化、精细化的诊疗标准，完成了超声造影、超声引导下经皮肿物活检等新技术的临床应用及转化，并建立了标准化操作流程，为患者提供了安全快捷的诊断途径，也为临床研究提供了新视角（图 3-7，图 3-8）。

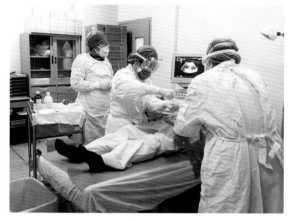

图 3-7 2020 年新型冠状病毒疫情期间开展超声引导下介入穿刺工作
左起：高嫔、吕珂、谭莉。

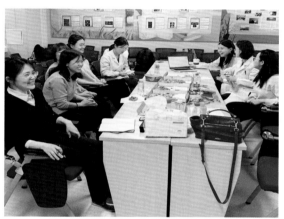

图 3-8 2019 年介入亚专业组年度总结会
左起：吕珂、陶蕙茜、郝凤智、张馨悦、杨欣、孝梦甦、谭莉、陈雪琪。

甲状腺细针穿刺年手术量逾千例，联合液基细胞学显著提高了诊断准确性，达国际先进水平。最早在国内开展触诊不清乳腺肿物的术前穿刺定位，该方法定位准确、安全性高，辅助乳腺外科实现早期乳腺癌的早诊早治。目前年完成量约 1000 例。与产科合作开展羊膜腔、脐带、绒毛等穿刺、胎儿宫腔内检查及手术等新技术，实现多项产前诊断技术新进展。

作为国内最早开展超声造影的单位之一，参加了国内肝脏、乳腺超声造影指南的编写，同时，也将超声造影应用于甲状腺结节良恶性诊断、腹主动脉瘤支架术后内瘘评估、输卵管造影、胰腺病变诊断、子宫及卵巢肿瘤诊断等，在大量临床研究工作基础之上也为临床提供了重要的诊断信息，成为临床信赖的影像依据。

2. 专业特色

（1）先后完成第一代及第二代超声造影剂的多项注册临床试验，推动了超声造影新技术的引入，在国内超声造影工作的开展及深入研究中发挥重要作用。完成肝脏、乳腺的超声造影早期临床应用研究，参加国内超声造影指南，同时将其成熟应用于临床，推动了临床工作的开展。

（2）立足协和临床特色，积极参与多学科合作，积极开展胰腺病变等超声造影及超声造影引导下穿刺活检等工作，为临床提供了安全可靠的超声影像平台。

（3）建立了具有科室特色的超声造影诊断及部分超声介入穿刺活检及治疗的个体化、科学化、精细化的诊疗标准，并建立了标准化操作流程，同时不断探索新技术应用，为临床提供了更多诊疗信息及循证依据。

3．主要成果

（1）发表相关论文 50 余篇。

（2）获得国家自然科学基金面上项目资助及医科院、院内多项基金资助。

（3）主要成员 4 次获得医院医疗成果奖三等奖。

（4）主要成员连续获得 2016、2017、2018、2019 年中华医学科技奖、教育部高等学校科学研究优秀成果科学技术进步奖、华夏医学科技奖等。

4．组长及副组长介绍

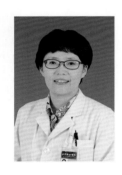

组长　吕珂

医学博士

主任医师

教授

博士生导师

1994 年毕业于中山医科大学临床医学专业，一直工作于北京协和医院超声医学科。师从姜玉新教授，2006 年取得北京协和医学院博士学位。先后获四项奖学金资助（CMB 奖学金、协和百人计划、中国医师协会超声分会出国留学资助计划、新加坡总医院奖学金）赴密西根大学、罗马大学、维罗纳大学附属医院及新加坡总医院交流学习。

主持及参与完成国家级、省部级及院校级科研、教学课题 10 余项，目前主持国家自然科学基金面上项目 1 项，医科院创新基金分课题 1 项。

发表论文 90 余篇，4 次获得北京协和医院医疗成果三等奖，两次排名第一；5 次获得全国及北京市优秀论文奖。主编国内首部《胰腺超声检查规范》，首届《超声造影应用指南》专家组成员，参与完成的"产前诊断新技术的系列研究及其临床应用"获 2005 年中华医学科技奖二等奖，"消化系统疾病超声多模态系列研究及优化策略的建立"获 2019 年中华医学科技奖三等奖（排名第二）。

现任中华医学会超声分会第九届委员会介入诊疗超声学组委员，北京医学会超声医学分会第九届委员会委员，第八届青年委员会副主任委员，北京超声医学学会第三届理事会理事，首届中国研究型医院学会肿瘤介入专业委员会委员、胰腺疾病专业委员会委员。

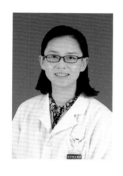

副组长　谭莉

医学博士

副主任医师

副教授

详细介绍见腹部亚专业组组长。

（五）腹部亚专业组

1. 临床工作总结

超声医学科组建 30 多年来，在完成大量常规腹部超声检查工作的基础上，逐步将超声造影、弹性成像技术、超声微血管成像技术（SMI）等多种新技术应用于腹部各项超声检查中，积极进行相关技术的研究与应用。

自 1997 年始，腹部专业组在学科带头人姜玉新教授的带领下，开展了超声造影剂在国内上市前的多中心临床试验，20 多年间经历了造影剂的数次革新及超声造影显像技术的飞速发展，极大推动了国内肝脏超声造影工作，发表了系列研究成果，把对病灶的鉴别诊断推向了更高、更精准的层次，建立了一整套科学合理的超声多模态诊断方法和标准，主编了《超声诊断科诊疗常规》《医学超声影像学》《胰腺超声检查规范》等多项行业规范及标准。

本专业组经过 20 年坚持不懈的技术创新和推广应用，成功参与组建北京协和医院胰腺、炎性肠病等多个 MDT 团队，极大地推动了学科发展及相关消化系统疾病的临床诊断、治疗及基础研究，通过国际及国内的多渠道深入交流及推进，向全国辐射性推广应用以及专业人才培训，在全国均产生了良好的学科影响及带动作用（图 3-9）。

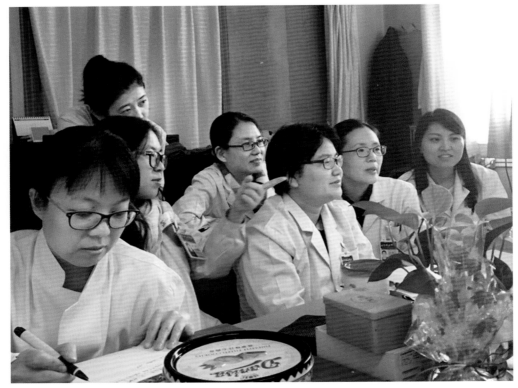

图 3-9　腹部亚专业组读片会
前排左起：张璟、桂阳、张青、吕珂、孝梦甦；后排左起：陈天娇、谭莉。

2. 专业特色

（1）开展多项新技术应用，包括超声造影、超声弹性成像技术 [声辐射力脉冲成像（ARFI）、超声实时组织弹性成像（RTE）]、超声微血管成像技术（SMI）等多种新的显像技术，建立了一整套科学合理的超声多模态诊断方法和标准。

（2）开展胆囊功能检查研究，确立了临床可推行的科学检查方法，建立胆囊功能检查标准流程及诊断标准。

（3）开展炎性肠病的经腹超声检查，为该类疾病的诊断及治疗监测建立了检查规范及标准，同时成为 MDT 多科协作的重要影像平台。

3. 主要成果

（1）获得北京协和医院 2019 医疗成果三等奖。

（2）"消化系统疾病超声多模态系列研究及优化策略的建立"获 2019 年中华医学科技奖三等奖；制定国内首部《肝脏局灶性病变超声造影指南》。

（3）主编《胰腺超声检查规范》等多项行业规范及标准。

（4）发表专业论文百余篇，其中 SCI 论文 12 篇。

4. 组长及副组长介绍

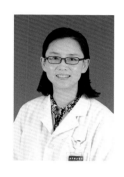

组长　谭莉
医学博士
副主任医师
副教授

1996 年毕业于华西医科大学，一直在北京协和医院超声医学科工作，2009 年获北京协和医学院博士学位。

曾于 2004 年在香港大学、2013 年在澳大利亚悉尼大学短期学习。

技术全面，致力于介入及女性盆底超声，是北京协和医院胰腺及女性盆底疑难病会诊中心成员。参与国家及省部级的基金课题 2 项，参与多本专著编写，发表专业论文 10 余篇。获省部级科学技术进步奖 2 项。

现任北京医学会超声医学分会第九届委员腹部超声学组委员。

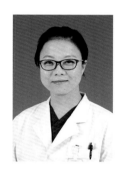

副组长　张璟
医学博士
副主任医师
副教授

1997 年毕业于首都医科大学。2001 年起就读于中国协和医科大学。2006 年获得博士学位后，一直在北京协和医院超声医学科工作。

技术全面，致力于胰腺及乳腺超声。是北京协和医院胰腺疑难病会诊中心成员，同时承担乳腺疑难疾病会诊工作。发表专业论文 10 余篇，参与撰写专著 5 部。参与国家级基金及北京市基金课题 5 项，获省部级科学技术进步奖 4 项。

现任中国超声医学工程学会腹部超声专业委员会委员。

（六）产科亚专业组

1. 临床工作总结

自 1986 年建科伊始，产前超声检查即成为科室临床工作的组成部分。在当时国内超声领域普遍存在设备简陋、缺乏系统规范的理论及实践指导的情况下，程玉芳教授对产科超声检查进行了深入的专业及临床研究，发表多篇相关论文并编著《胎儿畸形的超声诊断》一书，完成"七五"攻关项目"产前诊断新方法的研究"中"B 超对复杂胎儿畸形的超声诊断"课题，研究成果对国内产前超声的发展具有引领作用。

自 20 世纪 90 年代中后期以来，产前超声工作先后在姜玉新教授、戴晴教授、孟华教授的带领下，不断吸收国内外先进研究成果和临床实践经验，逐步推动科室产前超声工作专业化、规范化。2006 年以来，依托于姜玉新教授主持的国家科技部"十一五"及"十二五"科技支撑项目课题，亚专业组联合国内 20 余家产前诊断中心及基层医院，就产前超声筛查、诊断方案及适合中国国情的产前诊断新技术进行了相关研究。在大样本量研究的基础提出了符合我国国情的标准规范的产前超声筛查诊断方案，首次建立了中国人群胎儿生物学参数曲线，制定了胎儿心血管系统超声检查、胎儿神经系统超声检查等适合我国国情的产前诊断和预后评估的标准方案，出版了我国首部《中国胎儿产前超声检查规范》，有效提高了各类胎儿结构异常的产前筛查和胎儿重大结构异常的系统化诊断水平。目前科室高年住院医师以上人员均经过系统培训，具备北京市产前超声筛查资格，每年完成 3.2 万人次产科相关检查，其中孕 11 ~ 14 周筛查 6000 人次 / 年，中孕筛查 4600 人次 / 年。作为北京市产前诊断机构，接收北京市区县转会诊患者逾 1500 人次 / 年，参与本院产科中心的各类会诊及多学科会诊，病种涵盖各种胎儿先天发育异常、胎儿附属物异常及妊娠并发症等。参与完成产科相关介入诊疗逾 1000 人次 / 年（图 3-10，图 3-11）。

2. 专业特色

（1）已建立完善的产科超声分级授课、带教、上机操作及考核体系，以保障不同产科超声岗位对专业技术水平的要求。

（2）建立了针对不同类型产前超声检查的质控标准，由专人进行资料存储与评估，以保证稳定可靠的医疗质量。产前筛查方面，制定了包含 14 个标准切面的孕早期筛查方案和 36 个基本筛查切面及 24 个扩展切面的中孕筛查方案；产前诊断方面，针对颅脑、心脏、颜面、肢体等重大结构异常，建立了产前诊断和预后评估的标准方案和诊疗流程。

（3）作为北京市产前诊断中心，疑难病例病源量稳定，各种产前遗传学诊断技术、胎儿 MRI 等影像学诊断技术完备，有利于产前超声诊断水平的不断提高。亚专业组与产科、儿科等建立了多学科协作团队，促进了唇腭裂、心脏畸形、染色体异常等胎儿畸形的及时诊断和合理处置，提高了胎儿异常的整体诊治水平。

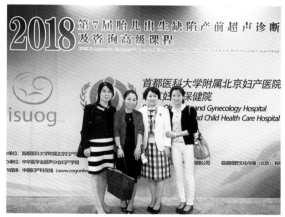

图 3-10　2018 年产科亚专业组参加第 7 届胎儿出生
缺陷产前超声诊断及咨询高级课程
左起：孟华、杨萌、吴青青、欧阳云淑。

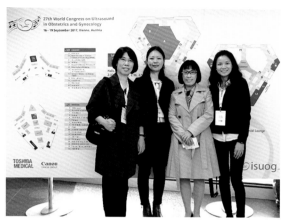

图 3-11　2017 年产科亚专业组参加国际妇产超声
大会年会
左起：孟华、徐钟慧、戴晴、欧阳云淑。

（4）具有良好的科研基础及转化能力，各种三维／四维超声新技术、母胎血流动力学评估等均已在日常工作中成熟应用，智能超声技术的产科应用、宫颈弹性成像、胎盘组织光声成像等研究均在进行中。

3．主要成果

（1）2018 年度高等学校科学研究优秀成果奖二等奖。

（2）2018 年度中国出生缺陷干预救助基金会科技成果奖二等奖。

（3）2017 年华夏医学科技奖三等奖。

（4）2017 年中华医学科技奖三等奖。

（5）省部级科研项目 3 项，资助金额 876 万；院校级科研项目 1 项。

（6）发表专业论文 51 篇，其中 SCI 论文 8 篇。

4．组长及副组长介绍

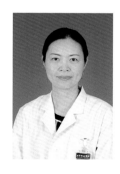

组长　徐钟慧
医学博士
副主任医师
副教授

2000 年毕业于中国协和医科大学八年制临床医学专业，获博士学位。自 2000 年起在北京协和医院超声医学科工作，工作内容包括腹部、妇产、血管、浅表器官、介入超声等方面，长期负责本院产前筛查和诊断工作及北京市胎儿畸形的超声转会诊工作。

2016 年曾在美国密歇根大学霍华德休斯医学中心访学。工作期间共发表专业论文 50 余篇，参与撰写专业书籍 14 部。参与国家级及省部级基金课题 6 项，获省部级科学技术进步奖 4 项。

现任中国优生科学协会出生缺陷预防专业委员会常务委员，北京医学会超声医学分会第九届委员会心血管超声学组委员，国际妇产超声学会中国分会专家委员会委员，航天超声联盟医师集团学术委员会常务委员。

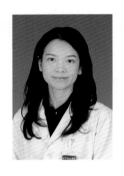

副组长　欧阳云淑
医学博士
副主任医师
副教授

2005 年毕业于中国协和医科大学，获临床医学博士学位。毕业后一直在北京协和医院超声医学科工作。技术全面，熟练掌握妇产、腹部、血管和浅表器官超声工作，承担北京市产前超声转会诊工作。

2012 年获香港大学郑裕彤奖学金，2015 年于慕尼黑工业大学德国心脏中心进修胎儿心脏超声，2017 年赴巴黎大学附属 Necker 医院妇产科学习双胎评估及宫内治疗。发表专业论文 50 余篇，其中 10 余篇论文发表于 SCI 期刊。参与撰写专著 8 部。参与国家级基金及北京市基金课题 6 项，获省部级科学技术进步奖 4 项。

现任国际妇产科超声学会（ISUOG）中国分会青年委员会委员，中国优生科学协会出生缺陷预防专业委员会常务委员，中国医药教育协会产前超声诊断专业委员会常务委员。

（七）妇科亚专业组

1. 临床工作总结

程玉芳教授作为我国妇产超声的先驱者及领路人，自 1986 年协和超声医学科成立起，一直专注于妇科肿瘤和胎儿畸形的超声诊断，在国内较早提出了卵巢肿瘤的 B 超分类、恶性滋养细胞肿瘤的超声分型诊断要点，并总结出良、恶性肿瘤的诊断标准等，为科室在妇科超声方面的发展打下非常好的基础。20世纪90年代姜玉新教授在国内较早地开展了阴道超声检查，并对剖宫产瘢痕妊娠做出了诊断，为科室在国内首先发表瘢痕妊娠大样本文章及后续对瘢痕妊娠的各方面研究奠定了基础。戴晴教授在国内较早开展了生理盐水宫腔造影工作并发表论文。近年来亚专业组相继开展了多项超声造影工作，如经阴道超声附件包块良恶性鉴别的造影、评估子宫内膜癌肌层浸润深度造影、妊娠相关子宫疾病的造影、输卵管造影等。2013年起，将三维四维超声应用于女性盆底功能障碍性疾病的评估。

医院妇科在复旦大学中国医院排行榜上多年蝉联专科排名第一，因此，全国各地妇科疑难、复杂或急危重症病例来院就诊，亚专业组成员在妊娠滋养细胞肿瘤及其他妊娠相关子宫疾病，如包块型宫角妊娠、瘢痕妊娠、妊娠物残留等容易混淆误诊的疾病诊断及鉴别诊断，卵巢良恶性肿瘤的鉴别，卵巢癌腹膜种植转移的诊断，深层盆腔子宫内膜异位症、子宫先天发育异常及静脉内平滑肌瘤病的诊断等方面，均积累了丰富经验，为临床早期发现、准确诊断作出了贡献。亚专业组不同成员对某一方面病例进行总结分析，发表相关论文数篇，并多次在学术会议上发言（图3-12，图3-13）。

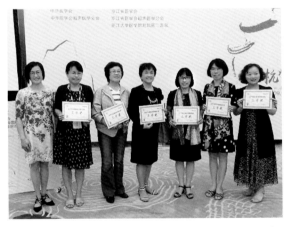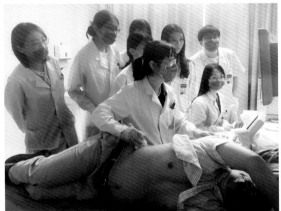

图3-12 2017年妇科亚专业组参加全国超声年会妇产擂台赛
右三：戴晴教授；右二：孟华教授。

图3-13 齐振红教授带教基地住院医师

2. 专业特色

目前亚专业组开展的新技术包括：

（1）妇科肿瘤经静脉超声造影，能够实时反映感兴趣区（病灶）的血流分布和强度，从而为诊断提供更加准确而丰富的信息。

（2）盆底功能三维超声检查，通过经会阴二维、三维和实时三维（四维）超声检查，显示盆底结构（膀胱、阴道、直肠），结合乏氏动作、缩肛动作等诊断盆底功能障碍系列疾病（尿失禁、便失禁、盆腔脏器脱垂等）以及评估治疗效果。

（3）宫腔输卵管实时三维超声造影成像，宫腔置管后注入少量超声造影剂，实时观察造影剂在宫腔、输卵管和盆腔的分布，评估输卵管通畅性，为不孕不育患者提供重要信息。

（4）术中、床旁超声检查，术中超声主要对妇科计划生育小组手术进行实时超声监测，指导中期引产、稽留流产、剖宫产瘢痕妊娠和宫角妊娠等患者的清宫术；床旁超声能够对手术后、急诊抢救室和危重症患者的突发情况（腹痛、腹腔可疑积液等）进行病因诊断。

（5）子宫宫腔形态三维成像，通过获取子宫宫腔冠状面图像，准确诊断纵隔子宫等子宫畸形，为临床医生提供更加直观的影像学信息。

3. 主要成果

经过不懈努力，目前超声医学科能够快速、高效地完成我院妇科患者的临床检查工作，为妇科提供高质量的影像学平台作出贡献。本亚专业组的科研创新和合作亟须加强，未来将努力推进在新技术、转化医学和科室间合作方面的进一步发展。

1992 年至今发表妇科超声中文核心期刊论文 57 篇；SCI 文章 4 篇。

4. 组长及副组长介绍

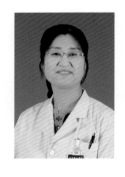

组长　齐振红
主任医师
教授

1990 年毕业于白求恩医科大学医学系，获学士学位。2001 年从清华大学第一附属医院华信医院超声科调入协和医院超声医学科工作。技术全面，掌握腹部、妇产、血管、浅表器官等超声诊断工作，擅长妇科疾病的超声诊断。

承担及参与国家级及省部级科研课题 14 项，其中获得中华医学科技进步奖三等奖一项。参与编写及翻译专著 12 余部，发表论文 40 余篇。

现任北京医学会超声分会腹部组委员，《中国医学影像技术》编委会编委。

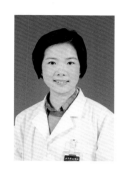

副组长　刘真真

医学博士

主治医师

2003年毕业于北京大学医学部临床医学专业；2008年7月获得北京协和医学院影像医学与核医学博士学位。毕业后一直在北京协和医院超声医学科工作。

2013年4～7月赴美国费城托马斯杰斐逊大学医院超声科进修学习。2015年获得卫生部副主任医师资格。较为熟练地掌握静脉超声造影、三维宫腔成像、三维实时宫腔输卵管造影等技术。对妇产科急慢性疾病、妇科肿瘤、剖宫产术后远期并发症等方面的超声诊断和鉴别诊断较为熟练。以第一作者身份发表学术论文10余篇。参与编写妇科超声相关书籍10余部。

（八）血管亚专业组

1. 临床工作总结

1986年，协和医院超声医学科组建之初，张缙熙教授发现临床医生对于外周血管超声检查有着强烈需求，以此鼓励并指导科室年轻医师勇于尝试，期间多次派遣年轻医师赴国外学习掌握先进的血管超声检查技术手段，随后在国内开展外周血管的超声诊断工作。近年来，在李建初教授的推动下，科室血管亚专业组成员不断壮大，血管超声检查更加规范、成熟、全面，加速了血管超声检查在国内的应用进程。

目前，血管亚专业组全面开展了颈部血管、四肢血管、腹部血管等全身血管彩色多普勒超声检查，在疑难血管疾病的超声诊断方面有丰富经验。系统、深入地开展超声技术在肾动脉狭窄诊断和介入治疗中的临床应用研究，一系列科研成果现已转化为一整套成熟、完善的彩色多普勒超声检查规范。多次在全国和国际会议上作专题报告或发言，在全国范围内进行操作演示及讲座40余场，为在全国范围内普及肾动脉超声诊断和介入治疗技术评估作出重要贡献。近年来各种超声新技术如超声造影、超微血管显像、弹性成像等技术的发展拓展了血管超声的临床应用。亚专业组承担多个新技术转化课题，相关成果已成为临床干预和诊疗的重要依据之一。

作为北京协和医院罕见病会诊团队之一，亚专业组在颈动脉体瘤、系统性血管炎、静脉内平滑肌瘤病、静脉内癌栓等疑难、罕见病方面诊断经验丰富。亚专业组依托科室成功搭建了血管超声远程会诊平台，将规范的血管超声诊疗经验辐射至基层医院（图 3-14、图 3-15）。

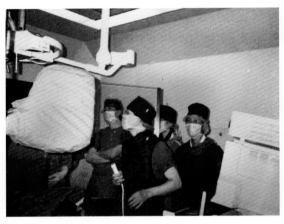 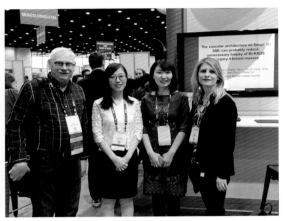

图 3-14　2004 年李建初教授（右二）带领进修医师　　图 3-15　2017 年血管亚专业组在北美放射学年会交流
于放射科介入诊室行超声引导下血管介入治疗　　　　　　右二：王红燕；左二：张莉。

2. 专业特色

（1）肾动脉超声检查比较费时，因患者个体差异，对操作者手法要求高，狭窄段的正确定位和狭窄程度的准确分级是诊断准确的关键。血管组制定了标准的操作规范，为肾动脉狭窄建立了快速、简便、准确性高、实用和重复性好的影像学检查方法。

（2）颈动脉狭窄及斑块稳定性是脑卒中的高危因素之一，近年来应用超声新技术开展相关研究，有望为临床提供采取干预措施的重要影像学指标。

（3）北京协和医院为免疫相关系统性血管炎诊疗中心，血管亚专业组建立了多种影像学指标，应用超声对患者无创随访评估，为系统性血管炎病程的判定提供了有力依据。

（4）静脉内平滑肌瘤病、静脉内平滑肌肉瘤等血管内占位是罕见的静脉源性肿瘤，早期确诊至关重要，应用血管超声评估肿瘤在静脉内延伸及与管壁的粘连或侵袭情况，为临床手术方式的选择提供了关键信息。

3. 主要成果

（1）承担国家科技支撑计划、国家自然科学基金及北京市自然科学基金等多项国家及省部级课题。

（2）已发表血管相关中英文文章 40 余篇，文章引用频次 100 余次。

（3）制订肾动脉狭窄的超声检查指南。

（4）获 2008 年度中华医学科技奖三等奖。

4. 组长及副组长介绍

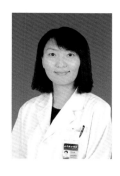

组长　王红燕
医学博士
副主任医师
副教授
硕士生导师

中国协和医科大学博士，曾赴英国诺丁汉大学访问学习。从事临床工作 20 余年，主要研究方向为超声新技术在浅表器官及血管病变的临床应用及相关转化医学研究，超声医学质量控制相关规范、标准、指南的制定及推广。主持及参与完成国家级及省部级科研课题 20 余项，包括国家自然科学基金、国家科技支撑计划、国家卫生健康委项目、北京市自然科学基金等。发表中英文论著 60 余篇，其中 SCI 论文 20 余篇。作为主要完成人参与的课题获得教育部科技进步二等奖。多次在世界超声医学与生物学联合会（世超联，WFUMB）年会、北美放射学年会、亚太肿瘤介入大会、全球乳腺癌专家论坛等国际会议发言交流，并曾获优秀论文奖。主编《2019 年国家医疗服务与质量安全报告—超声分册》，参编专著 5 部。申请国内发明专利 2 项。作为主要执笔专家参与制定国内临床专家共识 3 篇。

现任国家超声医学质量控制中心专家委员兼秘书，北京市超声质量控制与改进中心专家委员兼办公室主任，中国超声医学工程学会浅表器官及外周血管专家委员，北京医学会超声医学分会浅表器官及外周血管专家委员，Academic Radiology、《中华超声影像学杂志》《中华医学超声杂志（电子版）》《中华健康管理学杂志》等杂志审稿专家；BMJ Quality&Safety（中文版）青年编委。

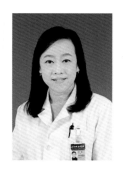

副组长　李娜
医学博士
副主任医师
副教授

从事超声临床诊断工作 20 余年，全面熟练掌握腹部、妇产科、血管及浅表器官等部位常见病、少见病的超声诊断。

近年来主要承担乳腺超声疑难病例的会诊工作，采用高频彩超、超声弹性成像、光散射成像、自动三维成像等新技术系统研究乳腺疾病的诊断及鉴别诊断，并有效应用于临床。针对早期乳腺癌诊断进行全面研究，并负责开展超声引导下临床触诊阴性乳腺疾病介入工作，对乳腺癌的早期诊断起到了重要作用。参与完成多项国家级科研项目，包括国家863计划、国家自然科学基金、教育部博士点基金等。参与多部教材编写。获得2015年教育部高等学校科学研究优秀成果奖（科技进步奖）二等奖。多次参与国内外学术会议的研讨、交流，并多次获得优秀论文奖。

（九）肌骨亚专业组

1. 临床工作总结

基于协和医院多个临床学科对肌骨及浅表软组织病变的日益增加的超声诊疗需求，超声医学科于2016年建立肌骨亚专业组，并逐步开展和推进肌骨及浅表软组织疾病超声诊疗工作。目前已与院内外多个临床学科合作开展以骨关节病变为代表的临床诊疗应用及研究工作，包括骨关节类疾病的临床诊疗及新技术研究探索；皮肤及浅层结缔组织等浅表病变的临床诊疗及新技术研究探索；骨骼肌病变的临床诊疗及新技术研究探索等。肌骨亚专业组虽然建立时间较晚，但充分利用了医院相应优势临床学科的发展平台及病例资源，针对临床需求及难点问题，探索超声诊疗助力及新技术应用研究，在5年的亚专业组发展历程中，已逐步建立临床及科研方向，并不断拓展深度及广度（图3-16，图3-17）。

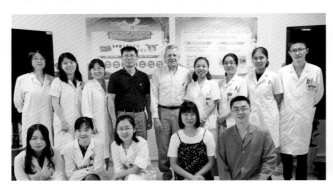

图3-16 2019年肌骨亚专业组组会及国际学术交流
后排左起：唐天虹、韦瑶，桂阳；后排右起：谷杨、苏娜、王铭、杨萌、美国工程院院士 Matthew O'Donnell；前排左起：赵辰阳、林霖、牛梓涵、唐鹤文、张睿。

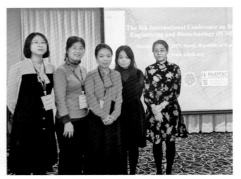

图3-17 2019年肌骨亚专业组成员参加国际生物医学工程大会
左起：唐天虹、齐振红、杨萌、赵辰阳、王铭。

2. 专业特色

（1）在临床常规诊疗工作及诊疗技术基础上，探索应用新型超声成像及多模态成像技术，为常见、罕见肌骨及皮肤疾病提供新的诊断方法、诊断指标及治疗评估监测。

（2）关节炎性疾病的早期诊断、有效治疗对患者预后及生活质量至关重要，传统超声成像技术对疾病活动度的评估有待提高，肌骨亚专业组基于光声成像及微血管成像的多模态成像技术，对类风湿关节炎、骨关节炎等疾病的临床应用及研究，为关节炎性病变的无创影像学评估提供了新方案。

（3）瘢痕疙瘩是一种皮肤瘢痕异常增生性疾病，发病率较高且严重影响患者身心健康，目前临床缺乏规范、精确的无创评估方法，肌骨亚专业组基于新型光声、平面波血流、弹性功能成像与传统超声成像技术的联合应用，探索建立瘢痕疙瘩活动性和一致性的超声多模态评估方法。

（4）淋巴水肿及老年少肌症等疾病，近年来发病率增高并日益受到关注，病情严重患者生活质量差，肌骨亚专业组通过多模态超声成像对上述疾病进行影像学评估，探索建立具有临床价值的诊断评估方法。

3．主要成果

（1）肌骨及浅表组织诊断新技术应用研究发表中英文论文 9 篇，申报国际专利 4 项，国内专利 5 项。

（2）瘢痕疙瘩、淋巴水肿的超声诊疗应用，为整形美容外科提供疾病针对性的多模态影像评估方案，解决既往疾病仅依赖视触评估的瓶颈问题。

（3）新型成像技术应用于骨关节炎，提供传统超声成像的补充性诊断指标。

（4）新型成像技术对皮肌炎等皮肤软组织疾病的评估及临床研究，实现超声在该类疾病评估的应用突破。

（5）研究成果获 2018 年度北京协和医院医疗成果二等奖。

（6）相关工作获国家自然科学基金、北京市自然科学基金杰出青年基金等等多项科研项目资助。

（7）研究成果近 5 年在国际会议受邀及口头发言交流 9 次，国家级会议发言 10 余次。

4．组长及副组长介绍

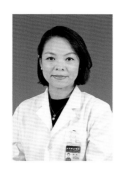

组长　杨萌

医学博士

副主任医师

副教授

硕士生导师

2000 年就职于北京协和医院超声医学科，北京协和医学院影像医学与核医学专业博士学位，斯坦福大学医学院分子影像中心高级访问教授。工作期间发表国内外学术期刊论文 90 余篇，SCI 论文 30 余篇，累计影响因子 110.2；作为课题负责人承担国家自然科学基金 2 项（共计 104 万元），北京市自然科学基金杰出青年基金 1 项（100 万元），其他省部级基金 4 项，院校级课题 2 项。作为主要研究人员荣获 2019 年教育部高校科技成果三等奖 1 项，2017 年华夏医学科技奖三等奖 1 项，中华科技奖三等奖 1 项。入选 2013 年度北京市科技新星。以第一、第二发明人身份申报 4 项国际发明专利，5 项国内发明专利。主要临床科研方向：新型超声多模态成像技术在浅表及妇产科疾病的临床转化及诊断应用。

现任北京医师学会超声分会浅表与血管组委员，中国生物物理学会分子影像学会委员，卫健委人才中心职称考试专家组专家等，*Photoacoustics*、《中华超声影像学杂志》《中华超声医学杂志（电子版）》编委等。

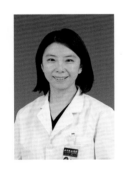

副组长　杨筱

医学博士

副主任医师

副教授

本科毕业于华西医科大学临床医学专业，博士毕业于北京协和医学院影像医学与核医学专业。

2018 年斯坦福大学医学院分子影像中心访问副教授。业务全面，擅长浅表器官、妇产及血管超声诊断及超声造影技术。作为医疗人才"组团式"援藏第 5 批援藏专家，在西藏地区率先组织开展全区的肌骨超声技术及小儿髋关节发育不良的超声诊断培训工作。

现任中国研究型医院学会肌骨与浅表超声专委会委员，北京女医师协会超声医学专委会常务委员，中国卫生产业企业协会模拟医学分会理事，中国微循环学会周围血管疾病分会中青年委员会血管影像学组组长。

（十）男科亚专业组

1. 临床工作总结

20 世纪 80 年代，张缙熙教授就已经开展了男科超声检查，为男科亚专业组的成立和发展奠定了基础。近年来，随着男科疾病的增加、人们对生育要求的提高，男科超声的需求越来越大，男科超声亚专业组也随之成立。亚专业组密切结合临床需求，开展了许多超声检查，包括血管活性药物注射后阴茎血管超声多普勒检查，经直肠精囊腺、射精管及输精管超声检查等，为男科疾病的诊断、治疗提供了坚实的基础。通过各种学习班和论坛，系列成果多次在全市和全国推广（图 3-18）。

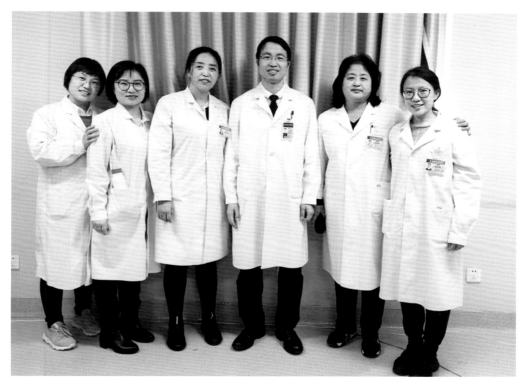

图 3-18　男科亚专业组组长赖兴建（右三）与进修医师合影

2．专业特色

（1）医院泌尿外科建立了新婚性勃起功能障碍数据库，男科亚专业组为之作出重要贡献，目前年完成复杂性血管活性药物注射后阴茎血管超声检查约 200 例。

（2）各种男性不育症的病因学诊断难度高，亚专业组在临床诊断中综合应用多种技术，为大量家庭确定不育的原因。

（3）规范化的精索静脉检查，避免大量不必要的手术。

3．主要成果

（1）完成约 500 例血管活性药物注射后阴茎血管超声多普勒检查。

（2）完成约 200 例经直肠精囊腺和射精管检查。

4. 组长介绍

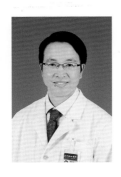

组长　赖兴建

医学博士

副主任医师

副教授

2006年毕业于中国协和医科大学八年制，就职于北京协和医院超声医学科。熟练掌握腹部、泌尿系、妇产科、血管、小器官超声，尤其擅长甲状腺超声和男科超声，多次在全国会议中介绍甲状腺超声和男科超声经验，已发表多篇相关 SCI 文章和中文核心期刊文章。

现任中国临床肿瘤学会（CSCO）甲状腺癌专家委员会委员，中国研究型医院学会甲状腺外科专业委员会超声学组委员，中国超声医学工程学会生殖健康与优生优育超声专业委员会委员。

（十一）直肠亚专业组

1. 临床工作总结

2007年，在学科带头人姜玉新教授指导下，创立了直肠亚专业组，填补了协和医院直肠癌术前诊断的空白。北京协和医院是目前国内开展直肠癌腔内超声检查的少数医院之一。

近年来直肠癌已成为中国发病率高、死亡人数增幅大的消化道恶性肿瘤之一。团队对直肠癌的术前诊断进行了系统深入的研究，取得了一系列开创性成果。在国内较早开展直肠腔内弹性成像，通过显示直肠癌的生物力学变化，验证了弹性成像在直肠癌诊断基础。其研究结果已经广泛应用于临床实践工作中，如诊断早期直肠癌，评估直肠癌新辅助放化疗的疗效。同时，在国内首先报道应用超声术前评估直肠癌预后，评估直肠癌预后因素包括系膜浸润深度、环周切缘等，其诊断可靠性已被验证。将多个预后因素相结合，可为临床治疗方案制定提供可靠依据，从而体现"个体化治疗"原则。

2013年仲光熙大夫赴美学习归来后，开展了直肠腔内超声对盆腔深部浸润症、肛门失禁的诊断，填补了医院在此方面术前诊断的空白（图3-19）。

近年内又开展了直肠腔内超声对炎性肠病的诊断，在临床病情观察、疗效评估中发挥了重要作用。

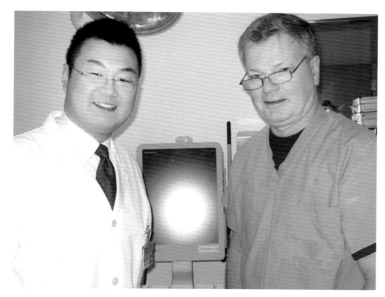

图 3-19 直肠亚专业组组长仲光熙（左）赴国外学习

2. 专业特色

（1）直肠腔内超声检查自开展以来，已广泛应用于直肠癌患者术前检查。其诊断价值已经被临床认可，为医院直肠癌术前分期的首选检查方式。据统计超声医学科已接诊直肠癌患者共 4500 多例，平均每月近 45 例。

（2）在临床诊断中综合使用多项超声新技术，不断提高直肠癌的早期诊断准确性，目前诊断水平已达国际先进水平。

（3）术前精确评估及放化疗疗效评估，为外科手术方案的制定提供可靠依据。

（4）术前准确评估肛管内外括约肌缺损程度，对临床修补方案有重要帮助。

3. 主要成果

研究成果广泛应用于临床实际工作中，极大地推动了我院直肠癌及其他直肠疾病的诊治水平提高，现已发表多篇英文和中文核心期刊文章，同时取得多项科研基金资助及科研奖励。

（1）2015 年北京医学会青年学术论坛二等奖。

（2）2007 年度北京协和医院医疗成果奖二等奖。

（3）2008 年度北京协和医院医疗成果奖三等奖。

（4）2018 年度北京协和医院医疗成果奖三等奖。

（5）"消化系统疾病超声多模态系列研究及优化策略的建立"获 2019 年中华医学科技奖三等奖。

4. 组长介绍

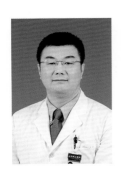

组长　仲光熙
医学博士
主治医师

2001年毕业于吉林大学，2009年在导师姜玉新教授指导下，开创了直肠腔内超声检查，实现医院该项检查零的突破。

2013年，受医院"百人计划"资助，在美国克里夫兰医学中心结直肠外科深入学习直肠癌的直肠腔内超声诊断，进行了相关基础研究。积极配合基本外科、放射科、放射治疗科等相关科室开展了直肠癌的诊治工作，大大提高了协和医院直肠癌诊治水平，获得多项医疗成果奖。2007年获得北京协和医院医疗成果奖二等奖，2008年北京协和医院医疗成果奖三等奖。独立承担及参与国家级、医科院及我院科研课题3项。发表多篇具有影响力的研究论文。

现任中国抗癌协会大肠癌专业委员会TEM学组委员，北京癌症防治学会直肠癌新辅助治疗专业委员会青年委员。

二、多学科诊疗

多学科诊疗（MDT）在国际上已有近20年的历史，提高了诊疗效率，更好地改善了患者的生存质量。北京协和医院特需疑难病会诊中心2010年5月11日正式挂牌，至今已有10年，如赵玉沛院长所说，这是有效开展跨学科协作诊疗活动在组织运作模式上的一种探索，也适合我国目前进行的新医改中大型公立医院的职责向集中解决疑难重症的转化和调整。这种模式打破了过去以治疗手段分科的旧机制，建立了以病种为单位的新机制，针对疑难病、罕见病，为患者构建了良好的诊疗平台，同时对医务人员的临床诊疗及科研实践具有重要指导意义。

超声医学科10年来共计十余人参加了胰腺疑难疾病会诊、疑难肠病会诊、产科疑难病会诊、罕见病多学科会诊等多个 MDT 团队工作（图 3-20，图 3-21），在多科室协作讨论决策中，大幅提高诊疗效率、为患者带来切实利益的同时，也加深了对疾病的认识和对其他专科最新进展的了解，开阔了视野，丰富了思路，培养了全面思维，直接推动了医疗水平的整体提升。在与患者的更密切沟通、与其他科室的深入交流学习中，超声医学科不仅在诊疗过程中发挥了更大的作用，同时也获益颇丰，得到了包括胰腺疾病的超声影像基因组学、炎性肠病的超声多模态成像监测等多个基于临床需求的国自然课题资助，也正在进一步深入研发影像诊断的远程医疗应用，未来必将为 MDT 的推进作出更积极的贡献。

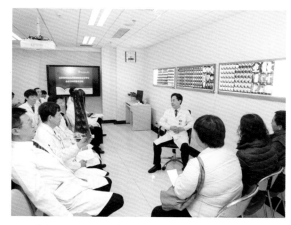

图 3-20 赵玉沛院长主持胰腺疑难病 MDT
超声医学科姜玉新、吕珂教授参加讨论。

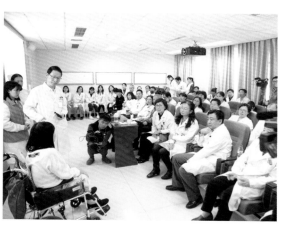

图 3-21 张抒扬书记主持罕见病 MDT
超声医学科吕珂等教授参加讨论。

三、科室质量控制

超声医学科是一门专业性强、技术发展迅速、临床涉及面广泛的临床医学学科。随着医院疾病诊疗数量和复杂性的不断增加，超声新技术的精细化程度不断提高，需要通过质量管理，改善系统问题，合理优化流程，采取关键绩效指标考核检验医疗水平，达到医疗质量提高的目的。

北京协和医院超声医学科始终保持"医疗质量第一、医疗安全第一"的宗旨，建章立制，重点建设"一套质量安全管理工作制度，一套报告标准规范，一支专业化队伍"的三个"一"工程，落实主体责任、规范化质控流程、定期督导总结及专业化队伍建设等工作。科室多年实践 PDCA 循环管理模式，有效提高科室医疗工作质量。始终以精细化、创新性作为科室质控工作的着眼点，借鉴国内外先进理念，力争创立符合我国超声学科实际需要、可操作性强的管理及评价体系，引领全国超声质控工作进程。

（一）北京协和医院超声医学科质控持续改进（PDCA）

科室制定医疗质量管理工作方案，形成超声医学科标准化医疗质量管理 PDCA 流程，4 个阶段 8 个步骤，4 个阶段为：计划（plan）、实施（do）、检查（check）、处理（action）；8 个步骤为：

1. 计划（plan）

● 明确医疗质量方面的问题，建立质量管理体系，制定质控工作制度，推出可行性工作计划。

2. 实施（do）

● 患者接受规范化超声检查。

● 疑难病例会诊、转诊。

● 规范书写超声报告。

3. 检查（check）

● 质量检查与反馈，评价指标是否得到改善，分析原因。

4. 处理（action）

● 整改与业务培训。

● 总结经验，巩固成绩，加以推广，未完成问题进入下一循环。

● 完善工作制度，持续工作开展。

（二）质控信息化建设

1. 超声 PACS 系统

超声 PACS 系统与医院 HIS 系统无缝链接，可以一键浏览电子病历、病理资料、影像资料、检查检验结果等资料，方便医务人员快速全面掌握病例的所有临床信息，有助于超声正确诊断，保障了超声报告的质量。开发了"一键转会诊"模块，可以实时在线转会诊，保证疑难病例得到及时正确的超声诊断。优化了流程，有效发挥科室技术优势，为患者提供更好的医疗服务，显著提升了科室的医疗服务质量。

2. 超声质控模块

在科室负责人的领导下，超声工作站信息化建设不断改进，新工作站全面上线运行，之前超声报告的常见问题如：患者信息错误张冠李戴、模板中部分多余段落忘记删除、数值排版不当易看错等问题，通过工作站的智能提示、数据自动抓取等功能得到彻底解决。

目前科内已经形成完善的质控流程和标准的报告抽检评估方法，实现了智能关联超声报告与病理结果，超声报告文字、图像与病理结果的同步显示，能够快捷评估超声报告的内涵质量和医疗质量，可自动生成超声报告阳性率、超声–病理符合率等指标的结果，供质控专项工作组参考，及时反馈科室相应医师。

3. 加强培训是持续改进的有效途径

超声医学科培训的主要内容包括：仪器调节及使用，新技术临床应用介绍，信息系统功能介绍及使用方法，基础／提高课程进行分层次培训，文献汇报／病例讨论，相关内容共享于自主学习平台。与此同时，通过病例质控、反馈本人自查自省、专题病例汇报与讨论，不断强化临床诊断规范，提高诊断质量。

总之，在合理框架的指引下，质控工作逐年细化落实，实现了管理精细到人、反馈问题形成闭环，通过质控带动学科发展。

（三）北京协和医院超声医学科质量控制与管理体系

北京协和医院超声医学科质量控制与管理体系见图 3-22。

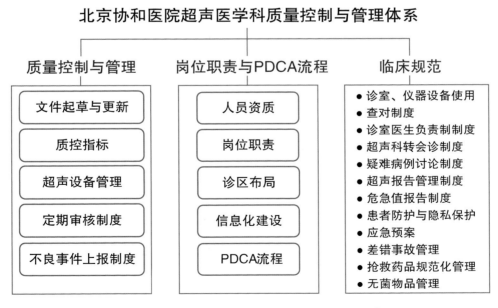

图 3-22 北京协和医院超声医学科质量控制与管理体系

（四）北京协和医院超声医学科全程质量控制与管理制度

1. 文件起草与更新

在国家卫生健康委员会政策领导下，拟定超声诊断专业医疗质量控制相关制度和技术文件，并保证制度及文件的更新。

2. 质控指标

拟定超声诊断专业质控指标、标准和质量管理要求，实现科内外质量控制相关指标的统计、反馈：

（1）患者满意度。

（2）临床满意度。

（3）工作量：日均检查人次、单元检查人次。

（4）平均住院超声预约时间。

（5）危急值通报例数。

（6）医疗事故及不良事件例数。

（7）超声报告阳性率。

（8）超声报告诊断符合率。

（9）培训、教学计划完成率。

（10）超声设备完好率。

（11）急救物品完好率。

（12）特殊检查、特殊治疗患者告知率。

（13）质控会议、疑难病例讨论、质控相关课题、质控文章发表记录。

3. 超声设备管理

超声设备管理指在科室领导指导下，专人负责，协助科室完成仪器购置、保养、维修、安全性检测等工作。要求仪器管理人员定期参与培训，实现操作标准化并于医院资源规划（HRP）系统实时上报操作记录。

（1）仪器购置：年底根据科室工作实际情况提出仪器购置计划，核心小组会讨论通过后提交器材处备案、执行。

（2）日常维护：在设备管理小组的指导下，定期完成仪器清洁、除尘等日常保养工作，保证仪器正常运行。

（3）设备仪器维修流程：包括科室内设备日常管理维护工作登记备案，设备日常管理维修上报院内固定资产网，设备厂家400电话报修并联系厂家工程师。

（4）安全性检测：定期由具有相关资质的专业人员完成超声设备安全性检测。

（5）计量检测：超声设备每年由专业人员完成计量检测并出具检定证书。

4. 定期审核制度

（1）质量控制培训制度

● 为不断提高超声诊疗水平，科室制定质控培训制度。

● 科室专人负责每年各类培训计划，内容包括执业医师备考、入科教育、人文培训、专业业务学习、科研培训、质控专题培训等，培训计划内容包括培训时间、培训内容、授课人、授课对象等，通过电子邮件发给全体员工。

● 积极参加国家、省、市级超声医学质控中心组织的培训、讲座。

（2）病例随访制度

● 随访工作是超声医学科工作的一项重要内容，对完善医学资料、积累经验和提高超声诊断水平有积极作用。医生应定期随访超声报告诊断符合率。

● 随访形式包括查阅病理结果、其他影像学结果、临床病历及电话回访等。

● 做好随访及定期复查记录，资料归档，定期统计随访结果，及时反馈、分析，总结经验，不断提高诊断水平。

根据培训大纲的要求，住培学生随访提交病例，在超声医学科工作站中勾选"标记回访"，可进行相关超声诊断报告归档，便于病例回溯及随访。北京协和医院教育处住培系统要求学生严格遵循教学大纲按照轮转安排定期自主填报病例汇总。

（3）病例抽查

目的：力求通过病例抽查，促进超声医师诊断规范化，提高诊断准确率。

对象：超声医学科医师。

评价指标：依据超声报告书写评分表进行超声报告评分。评分≤3分视为不合格报告，主治及以上人员报告准确度要求＞85%。出现不合格报告或准确度不达标，由质控小组上报科室核心小组，给予绩效惩罚。

方法：质控员（住院医师）按质控排班表抽查医生超声报告，查阅报告文字描述、报告单上的图像；并对照病理进行评估，计算超声符合率并导出相应表格备案至质控专用邮箱，制作PPT，分析发现的问题及改进措施，并于主题会议汇报。

评价结果：以邮件方式通知科室医师。

（4）漏误诊病例质控

目的：通过病例随访，漏误诊病例的知识点强化学习，提高超声诊断符合率。

对象：超声医学科医师。

评价指标：超声与病理或临床诊断是否符合。

方法：住培医师负责，通过病理途径/HIS途径完成病例筛选、病例汇总，在高年资医师指导下精选汇报病例，主要为漏误诊病例的知识点补充、延伸，疑难病例的展示、讨论；亚专业组组长或资深教授负责点评病例，讨论特殊病例的临床、影像、病理，强调持续改进、不断完善。

评价结果：科室专门会议上进行汇报讨论，并由亚专业组组长及资深教授点评，达到符合诊疗标准、提升诊疗能力的目的。

（5）医疗安全会议：为进一步加强医疗安全管理，不断提高医疗质量，减少医疗纠纷和事故的发生，科室制定医疗安全例会制度。医疗安全例会每半年召开一次会议，由科室主任、分管医疗副主任、质控管理小组组长及全科医护人员参加。会议包括以下内容：

- 主要通报科室医疗纠纷发生情况，分析医疗安全形势，讨论典型案例，吸取教训，学习相关的法律法规、部门规章和管理制度。

- 按照质量控制标准，总结科室基本医疗工作，对发现问题提出整改措施并制定下一步工作计划。

- 制定医患纠纷管理规定，完善接待程序，如发生纠纷，及时妥善解决。

5. 北京协和医院超声医学科不良事件上报制度

（1）定义：不良事件是指在诊疗活动中可能造成病人损伤后果的事件。

（2）基本要求：发生不良事件时，及时上报医院相关管理部门。科室将不良事件相关人员、时间、内容等关键要素记录备案，分析原因，提出整改措施。

（3）不良事件主要内容：医疗行为引发的相关损伤；器械引发的损伤或器械缺陷；药品不良反应；用药差错；医疗流程问题引发患者相关损伤。

（4）上报途径：按照医院相关管理部门相应流程上报。

6. 超声医学科转会诊制度的建立与完善

为避免漏诊、误诊，科室鼓励首诊医生在遇到疑难、复杂病例等不能胜任的情况下主动提请转会诊。通过精细化管理制度的建立，服务台工作人员也会协助妥善安排会诊、转诊、调剂及改约，确保提请转会诊流程的顺畅，从而确保医疗安全。

会诊方式分为区域会诊、转诊、临时互换工作岗位等多种形式，在严守安全防线的基础上高效完成会诊工作。科室对会诊时间及人员安排进行了细致的安排，不仅包括工作日的门诊、住院部、国际医疗部等各部门的会诊流程，也对各区域急诊值班的会诊，包括东西院区出现紧急状况时的交叉会诊安排均进行了周密部署，确保24小时无死角。上述流程在实践工作中均得以顺利执行，取得了显著的临床收益，也彰显了科室制度健全的重要意义。

4 科研篇

北京协和医院超声医学科始终以建设科研型学科为目标，依托北京协和医院强大的综合实力，发挥整体布局和学术优势，强化"影像平台"建设，连续 3 年"专科声誉"位列全国三甲。

通过亚专业组的建设，在浅表器官、妇产、血管、腹部、肌骨等多个专业方向与临床开展密切、深入的合作。主持"适合中国国情的标准化产前超声筛查与诊断体系"的一体化防治模式，打造国际水平的产前诊断和母胎医学中心；建立完善乳腺癌超声早期诊断新技术临床应用研究，探索乳腺癌患者的全周期疾病随访管理模式；建立和完善消化系统疾病超声优化策略和普及推广的诊疗框架；建立适合国人的肾动脉狭窄分级诊断标准，制定肾动脉彩色多普勒超声检查规范及指南，并在全国广泛推广应用，通过肾动脉狭窄的规范化超声检查、人工智能和 5G 远程应用等多项基金课题研究，获得良好的临床应用成果；超声心动图亚专业组紧密结合临床实践需求和国内外的心血管超声新技术发展趋势，积极开展了多项临床科研，在冠脉内超声临床应用、负荷超声心动图、胎儿超声心动图等方面取得了各种科研基金的支持，并获得较好的科研成果。

建立临床研究的数字医学中心，新器械、新设备和新技术孵化中心。加强产学研多学科合作，在超声造影剂的临床研究与转化、医生为导向的光声成像设备研发与转化、人工智能影像组学等多种新技术的研究领域不断深入探索和积累，强化新技术的临床转化。

"青年兴则国家兴，青年强则国家强"。科研的持续发展离不开年轻医生。超声医学科的青年医生是一支高学历、高素质的团队，90% 以上的医师具有博士学历。超声医学科自建科以来，高度重视搭建高水平临床科研平台，重视对临床科研的能力培养和拓展，强化科研方法学的教学和研讨，举办各种形式的临床超声科研设计、文章撰写和基金申请的专项培训，通过亚专业组加强临床沟通，构建多种形式的科研合作机会，形成良好的科研氛围。希望每一位青年医生以科室的平台为基础，充分发挥自我能力与展现自我价值。

基于上述措施，近年来超声医学科在临床科研方面稳步前进，取得令人瞩目的成果。以下将从获资助科研基金、重大科技进步奖项、牵头国内注册临床试验、专利申请、近年来年轻医生发表文章情况进行介绍。

一、获资助的科研基金课题

（一）国家级科研基金课题

国家级科研基金课题共计40项。其中获得国家级重大及重点项目共10项（2006～2018），包括863计划、国家科技支撑计划、"十三五"重点研发、国际科技合作计划等（表4-1）。其中多个项目获得"十一五""十二五"国家科技支撑计划的滚动支持，体现了学科优势。获得国家自然科学基金资助项目共计19项（2005～2019）（表4-2），最近连续5年均获国家自然科学基金资助，仅2019年一年即获4项资助。内容涉及乳腺、甲状腺、产科、血管等多个临床专业方向，聚焦于机制研究、分子影像、人工智能、5G远程及影像组学等多个前沿领域。

表 4-1　国家级重大及重点科研基金课题

年度	基金来源	类　别	负责人	项目/课题名称
1989	科技部	"七五"攻关计划	朱文玲	优生优育胎儿超声心动图的临床应用研究
2001	科技部	"十五"攻关计划	姜玉新	重大传染病和常见病防治研究：我国常见疾病诊疗技术研究-乳腺癌与脑血管病影像诊断和介入治疗的临床研究
2006	科技部	"863"计划	朱庆莉	甲状腺结节超声诊断及遗传学标记研究
2006	科技部	"十一五"国家科技支撑计划	姜玉新	重大出生缺陷和遗传病的防治研究：严重胎儿结构异常影像学产前筛查和诊断新技术的研究
2011	科技部	"十二五"国家科技支撑计划子课题	姜玉新	高端全数字彩色多普勒超声诊断设备的研发
2013	科技部	"十二五"国家科技支撑计划子课题	姜玉新	基层彩超应用评价研究
2014	科技部	"十二五"国家科技支撑计划	姜玉新	基于基层医院的胎儿孕早中期超声筛查方案的评价研究
2015	科技部	国际科技合作计划	姜玉新	光声功能成像技术对甲状腺癌的转化应用研究
2015	科技部	"十二五"国家科技支撑计划子课题	姜玉新	高端全数字彩色多普勒超声诊断设备的研发
2017	科技部	"十三五"重点研发子课题	李建初	医用超声诊断及操作培训教育体系研究

表 4-2　国家自然科学基金课题

年度	基金来源	类　　别	负责人	项目／课题名称
2005	国家自然科学基金委	面上项目	姜玉新	乳腺癌发生过程中 ErbB2 表达状态及血管形成与超声微血管造影相关性研究
2006	国家自然科学基金委	面上项目	李建初	肾动脉狭窄频谱特征提取和综合定量诊断指标研究
2009	国家自然科学基金委	青年科学基金项目	刘　赫	超声造影微血管显像与乳腺癌血管生成和血管内皮生长因子（VEGF）表达的相关性研究
2009	国家自然科学基金委	面上项目	姜玉新	乳腺癌发生、转移及复发过程中 OPN 的表达状态与超声光散射断层成像的研究
2009	国家自然科学基金委	面上项目	李建初	肾动脉狭窄血流频谱自动分析和计算机辅助诊断
2011	国家自然科学基金委	面上项目	姜玉新	甲状腺癌超声及特异性蛋白指纹图谱的研究
2012	国家自然科学基金委	青年科学基金项目	朱庆莉	HIF-1α 及 VEGF 对乳腺癌肿瘤新生血管功能的调控及其超声光散射断层成像检测
2013	国家自然科学基金委	青年科学基金项目	杨　萌	Affibody 靶标金纳米颗粒对难治型甲状腺癌 EGFR 表达的光声成像研究
2013	国家自然科学基金委	面上项目	姜玉新	联合活体生物光学成像及超声微血管显像动态监测 FGF 及 VEGF 调控乳腺癌新生血管
2015	国家自然科学基金委	面上项目	李建初	超声造影联合分子标志物评价多发性大动脉炎疾病活动性的研究
2015	国家自然科学基金委	应急管理项目/科学部综合管理项目/研究项目	张　波	血清高通量 microRNA 芯片分析结合超声新技术鉴别甲状腺滤泡病变
2016	国家自然科学基金委	青年科学基金项目	王红燕	Sirt3 对乳腺癌新生血管形成的调控及超声微血管显像的检测
2016	国家自然科学基金委	面上项目	林　雪	组蛋白去乙酰化酶 HDAC3 介导的冠脉微循环障碍在心肌致密化不全中的发病机制及对策研究
2017	国家自然科学基金委	面上项目	姜玉新	超声多模态显像动态监测 NF-κB 调控溃疡性结肠炎黏膜炎症及黏膜愈合
2018	国家自然科学基金委	面上项目	吕　珂	基于超声成像平台的胰腺癌新生血管相关 PUAF 基因突变及靶向抑制研究
2019	国家自然科学基金委	面上项目	姜玉新	超声微泡靶向运载 TNF-α 拮抗剂对炎症性肠病的疗效及作用机制研究
2019	国家自然科学基金委	面上项目	李建初	基于 5G 的肾动脉狭窄实时远程超声会诊模式的探索
2019	国家自然科学基金委	面上项目	杨　萌	光声－超声多模态影像组学模型智能预测类风湿性关节炎复发的方法研究
2019	国家自然科学基金委	青年科学基金项目	张一休	低氧环境下 G9a/Notch 通路对子痫前期胎盘血管生成调控及其光声/超声微血管显像检测

（二）省部级科研基金课题

省部级科研基金课题共 24 项（2002～2019）（表 4-3）。科室鼓励亚专业组发起为改写国内外临床诊疗指南提供循证医学证据的临床应用研究，诊疗新技术、新方法的临床评价研究，鼓励临床医生与生命科学领域专家或企业开展合作。在此基础上形成了一系列临床诊疗新技术向适宜技术的转化，并进行了高水平的示范推广应用。

表 4-3　省部级科研基金课题

年度	基金来源	类　别	负责人	项目／课题名称
1996	国家教委	博士点基金	朱文玲	多巴酚丁胺超声心动图评价存活心肌的临床研究
1997	卫生部	卫生部科研基金	朱文玲	血管内超声成像的临床应用研究
2002	国家教委	博士点基金	朱文玲	静脉心肌声学造影评价心肌梗死再灌注治疗效果的临床研究
2002	教育部	留学回国人员启动基金	孟　华	应用孕早期"超声指标"检出胎儿异常
2005	教育部	博士点基金	姜玉新	甲状腺肿瘤遗传学标记筛选
2010	北京市科委	首都特色临床医学	姜玉新	甲状腺癌弹性成像、超声造影研究及超声诊断模型的建立
2011	北京市科委	十大疾病科技成果推广	李建初	肾动脉狭窄的超声规范化检查
2011	北京市科委	十大疾病科技成果推广	姜玉新	早期乳腺癌超声诊断新技术临床应用
2012	教育部	博士点优先发展领域	姜玉新	应用活体动物光学成像及超声微血管显像动态监测 HIF-1α 对乳腺癌新生血管的调控
2013	人事部	留学人员科技活动项目择优资助经费	夏　宇	融合成像、三维超声造影重建及磁定位导航新技术评价肝细胞肝癌栓塞化疗后早期残存血供及供血动脉
2013	人事部	留学人员科技活动项目择优资助经费	杨　萌	Affibody 靶标金-四氧化三铁双端型纳米颗粒在受体三阴性乳腺癌靶向成像中的应用研究
2014	北京市科委	北京市科技新星项目	杨　萌	甲状腺癌光声靶向探针构建及成像研究
2015	北京市科委	北京市自然科学基金面上项目	李建初	超微血管成像技术评估 Ang2 相关动脉粥样硬化斑块易损性研究
2016	北京市卫生局	首发基金自主创新类	张　波	超声新技术结合血清高通量 microRNA 芯片分析鉴别甲状腺滤泡病变

年度	基金来源	类　别	负责人	项目/课题名称
2017	北京市科委	北京市自然科学基金面上项目	方理刚	肌源性白介素6改善糖尿病心脏舒张功能不全的机制研究
2018	西藏自治区卫生计生委　财政厅　科技厅	西藏自治区自然科学基金	张一休	西藏地区孕早中期胎儿超声筛查方案及生长发育情况的评价研究
2018	北京市科委	北京市科技新星交叉可做科技项目	杨　萌	三维光声成像在乳腺肿瘤的临床转化应用研究
2018	北京市卫生局	科技成果和适宜技术	张　波	甲状腺结节超声风险评估及新技术应用推广
2018	西藏自治区党委人才工作协调小组	西藏自治区人才资源开发专项资金资助项目	张一休	早中孕期产前超声筛查培训计划
2018	北京市自然科学基金	杰出青年科学基金	杨　萌	腔内光声/超声双模态成像技术的构建及临床转化应用
2018	北京市科委	北京市自然科学基金－面上项目	孝梦甦	基于生物发光活体成像及超声微血管显像的三阴性乳腺癌发病机制及EGFR调控的研究
2019	北京市科委	北京市自然科学基金－面上项目	王红燕	基于人工智能乳腺肿瘤超声多模态影像组学精准判断模型的建立
2019	西藏自治区财政厅	组援医学项目	夏　宇	多模态超声甲状腺乳头状癌术前风险分级
2019	西藏自治区科技厅	重点研发与转化计划项目	夏　宇	超声造影及三维超声造影评价肝细胞肝癌栓塞化疗后早期残存血供及供血动脉

（三）院校级科研基金课题

院校级科研基金课题共19项（2005～2019）（表4-4）。科室鼓励青年医生开展临床科研，鼓励积极申报北京协和医学院青年基金、北京协和医院青年基金。通过竞争，科室很多青年医生从这里获得了科研基金的"第一桶金"，启动自己的科研研究，并积累了前期研究基础，为后续成功获得省部级和国家级的基金资助奠定了坚实的基础。近年来，北京协和医学院强调综合考虑近期发展和长远需求，统筹兼顾各学科、领域和单位的发展需求，设立了中国医学科学院医学与健康科技创新工程，力争实现协同效益，建立完善的创新团队。

表 4-4　院校级科研基金课题

年度	基金来源	类　别	负责人	项目 / 课题名称
2005	医科院	协和青年	李建初	肾动脉狭窄肾内动脉波形分类、测量原则和诊断标准的建立
2007	北京协和医院	临床重点项目	方理刚	小剂量腺苷负荷超声心动图试验与双核素心肌 SPECT 代谢与灌注显像检测存活心肌的对比研究
2008	北京协和医院	青年基金	方理刚	腺苷负荷对比超声心动图与腺苷心肌核素显像诊断冠心病的比较
2009	北京协和医院	青年基金	欧阳云淑	胎儿唇腭裂的三维超声、磁共振及相关基因的联合研究
2010	医科院	协和青年	仲光熙	直肠癌放化疗后腔内超声分期及与 EGFR 和 VEGF 表达相关性研究
2011	北京协和医院	中青年基金	吕　珂	肝动静脉渡越时间与肝脏纤维化及微循环障碍的相关性研究
2011	北京协和医院	中青年基金重点项目	夏　宇	超声造影新技术评价肝细胞肝癌栓塞化疗
2011	北京协和医院	中青年基金	朱庆莉	乳腺癌 HIF-1α 表达及新生血管形成与超声光散射断层成像相关性研究
2013	北京协和医院	中青年基金重点项目	王红燕	乳腺癌新生血管标记分子与超声光散射的相关性研究
2013	北京协和医院	中青年基金常规项目	张　波	甲状腺滤泡癌超声新技术评价及 FNA 细胞 MiRNA 表达分析
2013	北京协和医院	中青年基金常规项目	孝梦甦	外周血及乳腺癌 bFGF 表达与超声光散射断层成像检测乳腺癌肿瘤新生血管的研究
2013	北京协和医院	中青年基金常规项目	杨　萌	甲状腺影像报告数据系统结合细针穿刺微量细胞（FNAB）检查的应用研究
2016	医科院	参与医科院创新工程	李建初	特殊药物（小檗碱）对心脑血管疾病的防治作用与分子基础
2016	医科院	参与医科院创新工程	吕　珂	消化道肿瘤协同创新团队子课题
2017	医科院	参与医科院创新工程	朱庆莉	结直肠癌筛查和干预新技术新方案的研究
2017	医科院	协和青年	孝梦甦	基于 BLI 及 MVI 的三阴性乳腺癌发病机制及调控因素的研究
2017	医科院	参与医科院创新工程	刘永太	基于人体组织器官库的老年人群前瞻性队列研究
2018	医科院	参与医科院创新工程	张　波	中国肿瘤地图子课题
2019	北京协和医院	青年基金	武玺宁	联合胎盘超声多模态成像与胎儿肢体容积智能导航技术构建胎儿生长与胎盘风险预测模型的研究

二、医疗科技成果奖

（一）医疗科技成果奖情况汇总

　　超声医学科亚专业组重视从工作中发现问题，深耕不辍，凝练转化为科学问题，在国家自然科学基金及省部级重大科技项目支持下，对疾病的基础和临床问题进行攻关，提高疾病的诊治水平，改善患者预后；并且积极对研究成果进行推广和使用，提高基层医师和公众对疾病的认识，推动诊治规范化。研究成果获得国家级科研成果奖 1 项（表 4-5）、省部级科研奖励 12 项（表 4-6）及院级医疗成果奖 14 项（表 4-7）。

表 4-5　国家级科技成果奖

获奖年份	获奖名称	项目名称	主要完成人
2006	国家科技进步二等奖	血管内超声和多普勒技术在冠状动脉疾病诊治中的应用研究	葛均波、张　运、朱文玲，等

表 4-6　省部级科技成果奖

获奖年份	获奖名称	项目名称	主要完成人
1991	卫生部科技进步三等奖	胎儿超声心动图的临床研究	朱文玲、肖竹影、裴佩春，等
1999	广西科学技术进步奖三等奖	急诊超声临床诊断技术分析研究	张兰华、李建初、王敦礼，等
2000	北京市科技进步二等奖	血管内超声成像的临床应用研究	朱文玲、黄超联、韩　丁，等
2007	中华医学科技奖三等奖	早期乳腺癌超声诊断新技术系列研究及其临床应用	姜玉新、孙　强、朱庆莉，等
2008	中华医学科技奖三等奖	超声技术在肾动脉狭窄诊断和介入治疗中的应用	李建初、姜玉新、金征宇，等
2015	华夏医学科技奖二等奖	乳腺癌超声早期诊断方案的建立、推广应用与肿瘤生物学特征研究	姜玉新、朱庆莉、孙　强，等
2016	教育部科学技术进步二等奖	乳腺癌超声早期诊断方案的建立、推广应用与肿瘤生物学特征研究	姜玉新、朱庆莉、孙　强，等
2017	华夏医学科技奖三等奖	适合中国国情的标准化产前超声筛查与诊断体系的建立和推广应用	姜玉新、孟　华、欧阳云淑，等

续表

获奖年份	获奖名称	项目名称	主要完成人
2018	中国出生缺陷干预救助基金会科学技术奖科技成果奖二等奖	适合中国国情的标准化产前超声筛查与诊断体系的建立和推广应用	姜玉新、孟　华、欧阳云淑，等
2018	中华医学科技奖三等奖	消化系统疾病超声多模态系列研究及优化策略的建立	姜玉新、吕　珂、谭　莉，等
2018	中华医学科技奖三等奖	适合中国国情的标准化产前超声筛查与诊断体系的建立和推广应用	姜玉新、孟　华、欧阳云淑，等
2019	高等学校科学研究优秀成果奖科学技术进步二等奖	适合中国国情的标准化产前超声筛查与诊断体系的建立和推广应用	姜玉新、孟　华、欧阳云淑，等

表4-7　院级医疗成果奖

获奖年份	获奖名称	项目名称	主要完成人
2000	北京协和医院医疗成果三等奖	经食管超声心动图技术的临床应用	朱文玲、倪　超、方理刚
2002	北京协和医院医疗成果三等奖	高强度聚焦超声治疗胰腺肿瘤	姜玉新、夏　宇，等
2003	北京协和医院医疗成果三等奖	临床触诊阴性的乳腺肿块的超声诊断分类标准	姜玉新、朱庆莉，等
2006	北京协和医院医疗成果三等奖	国内首例芳香化酶缺陷症诊治	姜玉新、朱庆莉、刘　赫，等
2007	北京协和医院医疗成果三等奖	超声引导下多胎妊娠减胎术	姜玉新、朱庆莉、邓成艳，等
2008	北京协和医院医疗成果三等奖	超声造影在肝脏局灶性病变中的应用	吕　珂、夏　宇、蔡　胜，等
2014	北京协和医院医疗成果二等奖	甲状腺结节超声诊断及进展十年总结	姜玉新、李建初、张　波，等
2014	北京协和医院医疗成果三等奖	系统性硬化症的规范诊治的协和实践	姜玉新、朱庆莉、刘　赫，等
2016	北京协和医院医疗成果三等奖	超声术前定位诊断罕见病－甲状腺内异位甲状旁腺	姜玉新、夏　宇、李建初，等
2017	北京协和医院医疗成果三等奖	甲状腺微小乳头状癌原发病灶超声特点与颈部中央组淋巴结大量转移的相关性研究	姜玉新、夏　宇、李建初，等
2018	北京协和医院医疗成果二等奖	面向临床的新型光声／超声双模成像设备自主研发及转化应用	杨　萌、姜玉新、李建初，等

获奖年份	获奖名称	项目名称	主要完成人
2018	北京协和医院医疗科研成果奖三等奖	超声造影联合超声引导下经皮穿刺活检诊断胰腺肿物	吕　珂、姜玉新、谭　莉，等
2018	北京协和医院医疗成果三等奖	经腹肠道超声：疑难肠病的影像诊断新途径	朱庆莉、姜玉新、李文波，等
2019	北京协和医院医疗成果奖一等奖	乳腺癌超声早诊体系的建立和推广——附20年经验和成果	姜玉新、朱庆莉、刘　赫，等

（二）代表性医疗科技成果奖介绍

1. 适合中国国情的标准化产前超声筛查与诊断体系的建立和推广应用

我国每年有 80 万～120 万缺陷儿出生，产前超声筛查和诊断是目前国际认可的最重要的出生缺陷预防措施。课题组自 2002 年以来开展了国内最大规模的、最系统深入的研究，历经 15 年，取得以下显著成果：①中国胎儿产前超声筛查诊断方案的建立和标准化；②确立了以超声为主导的产前新技术综合诊治策略；③标准化产前筛查与诊断体系的推广应用。研究成果先后获得省部级科技进步奖 4 次。

2. 乳腺癌超声早期诊断方案的建立及推广应用

乳腺癌已成为我国女性发病率最高的恶性肿瘤。课题组自 1996 年开始对乳腺癌的早期诊断进行了系统、深入的研究，从基础到临床，从早期诊断到临床治疗、预后评估，较早开展了多项新技术在临床的应用研究，历时 20 余年，取得了显著成果：①临床研究方面：确定了适合国情的乳腺癌超声诊断策略；②基础研究方面：研究了乳腺癌肿瘤新生血管功能成像及其调控机制；③在全国及北京市开展了卓有成效的、高水平的乳腺癌超声早期诊断推广工作。研究成果先后获得省部级科技进步奖 3 次。

3. 消化系统疾病超声多模态系列研究及优化策略的建立

消化系统疾病谱广且发病率高，严重危害人民健康，给社会造成巨大经济及医疗负担。课题组创新性地运用超声造影剂、弹性成像、超声微血管显像、容积成像等多模态影像新技术，在脂肪肝、肝纤维化、肝局灶性病变、急性胰腺炎、自身免疫性胰腺炎、胰腺肿瘤、直肠肿瘤、炎性肠病等多种高发疾病的诊断及肿瘤介入治疗后的疗效评估中，改进诊疗流程，提高诊断效率。研究成果获得 2018 年中华医学科技奖三等奖。

4. 超声技术在肾动脉狭窄诊断和介入治疗中的应用

肾动脉狭窄约占高血压患者的 1%，也是尿毒症的常见原因之一。课题组自 1992 年起对肾动脉狭窄的超声诊断及介入治疗开展系统深入的研究，历经 15 年，取得以下显著成果：①在国际上率先报道肾动脉与叶间动脉峰值流速比值为判断肾动脉狭窄程度的新指标并阐释其依据；②率先报道临床普遍使用的加速时间测量方法存在误差；③建立适合国人的肾动脉狭窄分级诊断标准，制定肾动脉彩色多普勒超声检查规范及指南，并在全国广泛推广应用。有关研究成果获得 2008 年中华医学科技奖三等奖。

5. 血管内超声成像技术与胎儿超声心动图技术的临床应用

冠心病是最常见的心血管疾病之一，冠状动脉造影技术及经皮冠状动脉介入术是里程碑式的诊治技术，而血管内超声成像技术（IVUS）是非常重要的辅助技术，课题组在国内最早在临床上将此技术应用到冠状动脉疾病诊治中，提高了支架植入成功率和冠脉病变的诊断能力，由于这项开创性的工作，课题组和国内其他三甲医院联合获得国家科技进步二等奖。1985 年起，心内科在国内开展胎儿超声心动图应用的临床研究，为优生优育和早期治疗先心病发挥了作用，研究成果获得卫生部科技进步三等奖。

三、注册临床试验项目

牵头超声造影剂多中心Ⅲ期临床试验项目共 10 项（表 4-8）。超声造影剂是超声临床应用中的里程碑事件。从首个超声造影剂 Levovist 进入中国临床至今，所有超声造影剂的临床Ⅲ期试验均由超声医学科牵头进行，体现了学科的影响力，为推动超声学科发展作出突出贡献。

表 4-8　注册临床试验项目

年度	项目名称	主要研究者
1996	超声造影剂 Levovist 的Ⅲ期临床研究	姜玉新
2000	腺苷超声心动图负荷试验诊断冠心病的应用价值	朱文玲
2002	超声造影剂 SonoVue 在肝脏及周围大血管病变中的Ⅲ期临床研究	姜玉新
2002	超声造影剂 SonoVue 对心内膜缘显像的增强作用评价的Ⅲ期临床研究	朱文玲
2008	盐酸去甲乌药碱注射液作为心脏负荷试验药物用于超声心动图和心肌灌注显像诊断冠心病的安全性和有效性临床观察：Ⅱ期临床试验	方理刚
2011	Athena-Ⅰ光散射乳腺成像系统临床验证	姜玉新

年度	项目名称	主要研究者
2013	OPTIMUS-ES01 型光散射超声乳腺诊断系统临床试验	戴 晴
2014	超声造影剂 Sonazoid 和 SonoVue 在进行造影前和造影后超声成像的肝局灶性病变受试者中的有效性和安全性的Ⅲ期、随机、多中心、比较性研究	姜玉新
2017	评估 DEFINITY（八氟丙烷脂质微球注射液）超声造影成像为肾脏局灶性病变提供额外诊断信息效能的随机、多中心、安慰剂对照临床试验	李建初
2020	计算机断层扫描光声乳腺成像系统的血管成像评估临床研究	姜玉新

四、专利

超声教学基地共获得专利授权 3 项（表 4-9），目前正在申报国际专利 4 项、国内专利 5 项。

表 4-9 超声医学基地获得专利

年度	完成人	专利名称	专利类型	专利号
2019	张一休，等	一种新型的超声探头保护套	实用新型专利权	ZL 2019 2 0475909.0
2019	张一休，等	一种超声探头理线器	实用新型专利权	ZL 2019 2 0898164.9
2019	刘颖娴，等	用于一次性耦合剂瓶身的保温贴及医用保温胶带	实用新型专利权	ZL 2017 2 0154097

五、青年医师发表 SCI 论文

超声医学科的学科带头人和前辈们能够敏锐地觉察到超声医学发展趋势，并结合医院的学科特色，充分发挥出超声的优势，继而通过不懈的努力将优势构筑成强势。他们是中国超声影像之林中的参天大树，为青年人遮风挡雨，扶持年轻医生快速成长，构建健康良好的梯队，形成临床科研的良性循环。

近年来，北京协和医院的综合平台提供了科研论文的设计、执行、资料收集、统计分析和科研工具等多节点、多维度的培训，并提供了临床大量的疑难病例和多学科支持，成为良好的临床科研素材。在导师的指导下，近年来青年医生在论文撰写及发表方面的表现突出，发表文章的数量和质量都有显著提高（表 4-10）。

表 4-10 青年医师发表 SCI 论文（2015 ~ 2020 年）

发表年度	第一作者	第一作者身份	通信作者	论文题目	期刊
2015	何蒙娜	研究生	姜玉新	A case report of male occult breast cancer first manifesting as axillary lymph node metastasis with part of metastatic mucinous carcinoma	Medicine
2015	赵瑞娜	住院医师	姜玉新	Logistic regression analysis of contrast-enhanced ultrasound and conventional ultrasound characteristics of sub-centimeter thyroid nodules	Ultrasound Med Biol
2017	高璐滢	住院医师	张波	Computer-aided system for diagnosing thyroid nodules on ultrasound：A comparison with radiologist-based clinical assessments	Head Neck-J Sci Spec
2017	何蒙娜	住院医师	姜玉新	Application of superb microvascular imaging in focal liver lesions	World J Gastroentero
2017	高璐滢	住院医师	张波	Cervical soft tissue recurrence of differentiated thyroid carcinoma after thyroidectomy indicates a poor prognosis	Int J Surg
2017	王妙倩	研究生	朱庆莉	Intestinal brucellosis associated with celiac artery and superior mesenteric artery stenosis and with ileum mucosa and submucosa thickening：A case report.	Medicine
2017	王莹	住院医师	谭莉	A rare diaphragm in the common carotid artery：A first case report and literature review	Medicine
2017	高璐滢 王亚红	住院医师	李建初	Intravascular epithelioid hemangioendothelioma of the femoral vein diagnosed by contrast-enhanced ultrasonography A care-compliant case report	Medicine
2017	高璐滢	住院医师	张波	Ultrasound is helpful to differentiate Bethesda class III thyroid nodules：A PRISMA-compliant systematic review and meta-analysis	Medicine
2017	孔晶	研究生	李建初	Role of superb micro-vascular imaging in the preoperative evaluation of thyroid nodules：Comparison with power Doppler flow imaging	J Ultras Med
2017	赵辰阳	研究生	杨萌	Role of contrast-enhanced ultrasound in the evaluation of inflammatory arthritis	Chinese Med J-Peking
2017	陈雪琪	临床博士后	李景南	Association between CYP24A1 polymorphisms and the risk of colonic polyps and colon cancer in a Chinese population	World J Gastroenterol

发表年度	第一作者	第一作者身份	通信作者	论文题目	期刊
2018	赵 婧 张 璟 朱庆莉	研究生	姜玉新	The value of contrast-enhanced ultrasound for sentinel lymph node identification and characterization in preoperative breast cancer patients：A prospective study	*Eur Radiol*
2018	黄雪培 叶添添	研究生	夏 宇 姜玉新	Sonographic features of papillary thyroid microcarcinoma predicting high-volume central neck lymph node metastasis	*Surg Oncol*
2018	王 铭	住院医师	姜玉新	Angiogenesis research in mouse mammary cancer based on contrast-enhanced ultrasonography：Exploratory study	*Acad Radiol*
2018	马 莉	临床博士后	孟 华	Trisomy 22 with long spina bifida occulta A case report	*Medicine*
2018	庄 楠	研究生	朱庆莉	Rare intestinal fistula caused by primary lymphoma of the gastrointestinal tract Two case reports and literature review	*Medicine*
2018	叶添添 黄雪培	研究生	夏 宇 姜玉新	Usefulness of preoperative ultrasonographic localization for diagnosis of a rare disease Intrathyroid parathyroid lesions	*Medicine*
2018	陈天娇	住院医师	蔡 胜	Ultrasound manifestations of lobulated ovaries：Case report	*Medicine*
2018	高璐滢	住院医师	张 波	Ultrasound risk evaluation of thyroid nodules that are "unspecified" in the 2015 American Thyroid Association management guidelines A retrospective study	*Medicine*
2018	赵辰阳	研究生	杨 萌	Application of ultrasound in aggressive angiomyxoma：Eight case reports and review of literature	*World J Clin Cases*
2018	牛司华	研究生	姜玉新	Correlations among ultrasound-guided diffuse optical tomography，microvessel density，and breast cancer prognosis	*J Ultras Med*
2018	祝 榕	研究生	李建初	How to diagnose renal artery stenosis correctly using ultrasound? Evaluation of results of renal arteries duplex ultrasonography examinations	*Med Ultrason*
2018	刑嘉怡	基地住院医师	李建初	Ultrasound identifies broken drainage tube postthyroidectomy	*Ultrasound Q*
2018	丁 莉	协和医大八年制	方理刚	Subclinical left ventricular systolic dysfunction detected by two-dimensional speckle tracking echocardiography in patients with pheochromocytoma and paraganglioma and preserved ejection fraction	*Echocardiogr-J Card*

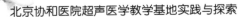

续表

发表年度	第一作者	第一作者身份	通信作者	论文题目	期刊
2019	陈天娇 常晓燕	住院医师	吕 珂	Contrast-enhanced ultrasound features of intrahepatic cholangiocarcinoma：A new perspective	*Sci Rep-Uk*
2019	马 莉 夏 宇	临床博士后	姜玉新	Sonographic features of the testicular adrenal rests tumors in patients with congenital adrenal hyperplasia：a single-center experience and literature review	*Orphanet J Rare Dis*
2019	刘睿峰 夏 宇	研究生	胡 亚 姜玉新	Ultrasound combined with biochemical parameters can predict parathyroid carcinoma in patients with primary hyperparathyroidism	*Endocrine*
2019	高璐滢 席雪华	住院医师	张 波	Comparison among TIRADS（ACR TI-RADS and KWAK- TI-RADS）and 2015 ATA Guidelines in the diagnostic efficiency of thyroid nodules	*Endocrine*
2019	王 莹	住院医师	王红燕 李建初	Assessment of carotid intraplaque neovascularization using superb microvascular imaging in high risk of stroke individuals：Results from a community-based study	*Front Neurol*
2019	高璐滢	住院医师	朱惠娟 龚凤英	MC4R single nucleotide polymorphisms were associated with metabolically healthy and unhealthy obesity in Chinese northern Han populations	*Int J Endocrinol*
2019	王 莹	住院医师	李建初	Contrast-enhanced ultrasound for evaluating arteritis activity in Takayasu arteritis patients	*Clin Rheumatol*
2019	马 莉	临床博士后	姜玉新	The potential role of CT enterography and gastrointestinal ultrasound in the evaluation of anti-tubercular therapy response of intestinal tuberculosis：a retrospective study	*Bmc Gastroenterol*
2019	赵辰阳 孝梦甦	研究生	朱庆莉	Feasibility of computer-assisted diagnosis for breast ultrasound：the results of the diagnostic performance of S-detect from a single center in China	*Cancer Manag Res*
2019	王 欣	临床博士后	施举红，外院	Ontology-based venous thromboembolism risk assessment model developing from medical records	*Bmc Med Inform Decis*
2019	王 欣	临床博士后	张 路	Multiple myeloma with onset of pancreas involvement A case report	*Medicine*
2019	牛梓涵	研究生	孟 华	Two case reports early detection of amniotic band syndrome by adhesion between hand and umbilical cord at 11 to 14 weeks' gestation	*Medicine*
2019	葛志通	研究生	李建初	Ultrasound appearance of intravenous leiomyomatosis A case report	*Medicine*

发表年度	第一作者	第一作者身份	通信作者	论文题目	期刊
2019	高璐滢	住院医师	张　波	Ultrasound characteristics of cervical lesions in patients with radioiodine refractory differentiated thyroid cancer	*Medicine*
2019	刘睿峰	研究生	夏　宇	Bladder endometriosis complicated with cystitis glandularis mimicking recurrence of uterine cervical cancer：the unique value of transvaginal ultrasound	*Med Ultrason*
2019	黄永发 刘怡钒	协和医大八年制	郭潇潇 方理刚	Top 100 most-cited articles on echocardiography：A bibliometric analysis	*Echocardiogr-J Card*
2019	刘睿峰	研究生	夏　宇	Ultrasonography of extrathyroidal diseases mimicking intrinsic thyroid lesions	*Ultrasound Q*
2019	赵瑞娜	住院医师	姜玉新	Ultrasonographic multimodality diagnostic model of thyroid nodules	*Ulltrasounic Imagine*
2020	邹　蜜	住院医师	李建初 赖兴建	Clinical and sonographic features for the preoperative prediction of lymph nodes posterior to the right recurrent laryngeal nerve metastasis in patients with papillary thyroid carcinoma	*J Endocrinol Invest*
2020	高璐滢	住院医师	王红燕 姜玉新	Can combined screening of ultrasound and elastography improve breast cancer identification compared with MRI in women with dense breasts-a multicenter prospective study	*J Cancer*
2020	陈炫嘉	基地住院医师	王红燕	Neovascularization in carotid atherosclerotic plaques can be effectively evaluated by Super Microvascular Imaging（SMI）：initial experience	*Vasc Med*
2020	蔡思曼	研究生	王红燕	The vascular index of superb microvascular imaging can improve the diagnostic accuracy for breast imaging reporting and data system category 4 breast lesions	*Cancer Manag Res*
2020	蔡思曼	研究生	王红燕	Clinical and sonographic features of nipple lesions	*Medicine*
2020	张怡璇	研究生	李建初	Impact of different conditions of breath holding on the results of renal artery Doppler sonography：A pilot study	*J Clin Ultrasound*
2020	王　欣	临床博士后	施举红，外院	Comparing different venous thromboembolism risk assessment machine learning models in Chinese patients	*J Eval Clin Pract*

5 管理篇

北京协和医院超声医学科多年来一直秉承"服务和支撑临床医疗工作、推动科研与教学、推进科室特色文化建设"的管理理念，加强制度化建设并在实践中发展，不断改进科务管理架构，目前已建立精细化、规范化、信息化的管理体系。在明确各自职能及岗位职责的同时，建立激励机制，让每一位员工各司其职、各尽其能、各施所长，"人人参与管理，人人为科室作贡献"的管理理念已植入科室文化建设中。在管理创新的机制下，科室工作在北京协和医院不断取得佳绩，2010～2019年连续10年获得优秀学科奖，2015～2018年连续4年获得门诊评优最佳奉献奖/改革创新奖，2017年获得先进集体奖。

近年来，科室在信息化建设方面重点投入，打造了符合现代管理理念的信息化综合管理平台，全面纳入医疗、教学、科研、管理及远程医疗等各方面工作，实现了科室管理工作的全面信息化覆盖。信息化平台的建成是科室发展史上里程碑式的标志，使得科室管理工作展现崭新的面貌。一体化预约－分诊－转会诊体系简化了患者就诊流程，提升了患者就医体验满意度，进一步保障了医疗安全，提高了诊疗质量及效率，极大推动了医疗服务工作。超声医学科的信息平台服务工作得到北京协和医院内的关注与认可，2017获得优秀信息协作科室称号；该工作更得到国家卫生健康委的认可与表彰，2019年获得国家卫生健康委医政医管局"改善医疗服务创新科室"和国家卫生健康委医政医管局改善医疗服务行动计划全国医院擂台赛"华北赛区最具价值案例奖"两项奖励（图5-1，图5-2），并多次与国内外同道交流，得到业内广泛关注并起到一定引领作用。

科室管理离不开党建引领，科室党支部充分发挥战斗堡垒作用，支部党员涵盖了主要业务骨干，是科室核心领导和中坚力量，充分发挥了带头作用，使得科室建设在为患者服务的追求中不断取得新的提升，并于2019年获得国家卫生健康委"先进基层党组织"称号。

在历任主任、老教授、老专家们的带领与熏陶下，科室文化不断发展并形成与协和精神"严谨、求精、勤奋、奉献"一致的科室特色，在基地住院医师、研究生、临床博士后等新生力量的推动下，科室文化在传统中焕发着青春的活力，在持续前行道路上不断获取新动力，超声基地的"后浪"必将在科室未来发展的创新之路上继续无所畏惧地奔涌向前。

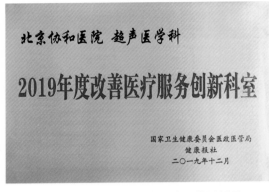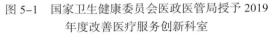

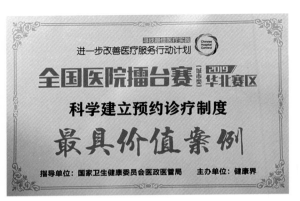

图 5-1　国家卫生健康委员会医政医管局授予 2019 年度改善医疗服务创新科室

图 5-2　国家卫生健康委员会医政医管局授予 2019 年全国医院擂台赛最具价值案例

一、科务管理

科务管理工作是科室开展医、教、研工作的根基，需要对科室资源进行计划、组织、控制、协调，既要让每一位员工各尽其能，又要通过良好沟通，发挥团结协作，形成团队工作合力。超声科一直着力追求管理工作的精细化、规范化体系建设，近年来，也致力于建设信息化综合管理平台以实现现代化、科学化、规范化的管理手段，不仅加强了管理、提高了工作效率，也改进了医疗质量，并将科室凝聚成一支更有战斗力的团队，力争为医院建设及发展作出更大贡献。

（一）精细化管理

精细化管理以程序化、标准化、数据化和信息化为手段，注重并强化对责任过程量化和执行力的管理，使绩效、考核和晋升等重要工作公平公正。

超声医学科对管理架构进行了严谨、细致的分工（图 5-3），让管理责任具体化、明确化，建立人人赋责的专项管理团队，增强团队共荣意识的同时将管理责任落实到位。科室也制定了三级医疗质量管理体系（图 5-4），以确保医疗安全及医疗管理制度的落实。

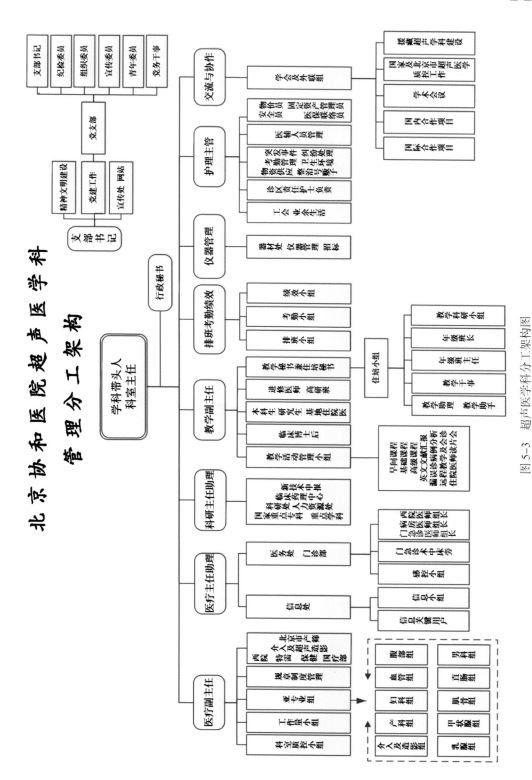

图 5-3 超声医学科分工架构图

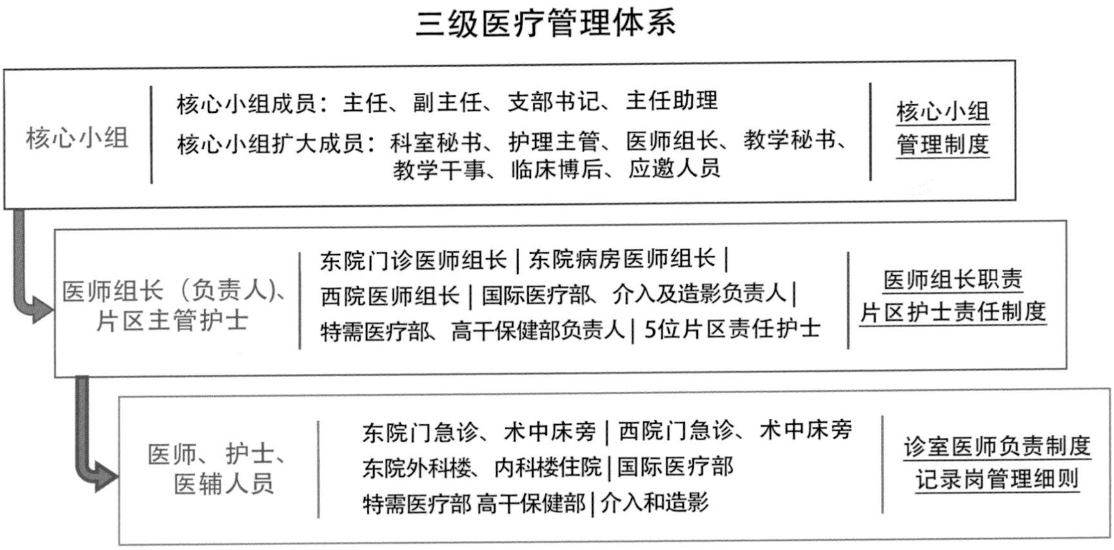

三级医疗管理体系

核心小组	核心小组成员：主任、副主任、支部书记、主任助理 核心小组扩大成员：科室秘书、护理主管、医师组长、教学秘书、 教学干事、临床博后、应邀人员	核心小组 管理制度
医师组长（负责人）、 片区主管护士	东院门诊医师组长 | 东院病房医师组长 | 西院医师组长 | 国际医疗部、介入及造影负责人 | 特需医疗部、高干保健部负责人 | 5位片区责任护士	医师组长职责 片区护士责任制度
医师、护士、 医辅人员	东院门急诊、术中床旁 | 西院门急诊、术中床旁 东院外科楼、内科楼住院 | 国际医疗部 特需医疗部 高干保健部 | 介入和造影	诊室医师负责制度 记录岗管理细则

图 5-4　三级医疗质量管理体系

（二）规范化管理

将科室管理建章立制，并注重完善各类常规管理工作的标准操作规程（SOP）流程，对每个细节都进行规范化管理，并不断更新《超声医学科工作手册》。各类规章制度涵盖科室机构、职责、制度、工作流程及应急预案等方面内容，使超声医学科工作和管理制度规范化，明确规定各类人员职责，使科室人员工作有据可依，各尽其责，相互衔接、配合密切、防止差错，保证科室工作有序开展，保障科室工作规范、顺利、高效运行。目前已建立的主要制度见表5-1。

表 5-1　目前科室已建立主要制度

诊室医生负责制制度	医辅人员管理办法及岗位职责
记录岗管理制度	超声医学科特需门诊岗位职责
责任护士片区负责制制度	国际、保健医疗急诊工作流程
患者防护与隐私保护制度	防范医疗不良行为的规定
超声科转会诊制度	超声医学科教学管理制度

差错上报及惩罚制度	住院医师交流会管理办法
投诉纠纷管理制度	超声医学科分诊台（预约台）工作制度
门急诊教学督导岗 / 教学干事职责	超声医学科远程会诊管理办法
国际医疗部管理制度	危急值报告处理流程
质量控制工作制度	超声科会议管理制度

（三）信息化管理

从 2017 年开始，在医院大力支持下，科室主任亲自规划设计科室管理信息化建设，成立专门的信息化管理小组，并形成每周一次的信息例会常态化工作模式，极大地推动了科室各项工作的信息化进程。到目前为止，信息化小组已完成 20 余项覆盖医教研管的信息化模块建设（表 5-2），在管理方面先后建成了院科级商务智能（BI）、科室排班系统、质控系统、综合管理平台、绩效考核平台等，通过这些平台的建设，让看不见、摸不着的管理信息变成了实实在在的数字化信息，极大提升了科室精细化管理水平。2019 年，科室信息团队代表医院汇报了"一体化转会诊体系信息化建设"案例，分别获得国家卫生健康委医政医管局"改善医疗服务创新科室"和国家卫生健康委医政医管局改善医疗服务行动计划全国医院擂台赛"华北赛区最具价值案例奖"两项奖励。未来超声科将致力于科室管理智能化、大数据化等建设，助力科室管理。

表 5-2　信息化管理内容

医疗	超声 PACS 系统、预约分诊系统、智能语音系统、超声知识库
教学	资料管理系统、课程安排系统、视频点播平台
科研	成果管理系统、数据分析系统
管理	院科级商务智能（BI）、院科级医院运营管理系统（HRP）、科室排班系统、统计分析系统、医疗质控系统、文件管理系统、绩效考核管理、工作日历
高清数字化远程系统	实时会诊系统、远程医疗系统、视频会议系统、远程教学系统

二、党建工作

超声医学科党支部现有党员 31 人，占超声科总人数的 55%，其中高级职称党员 9 人，占 29%；初级职称党员 10 人，占 32.3%；中级职称 4 人，占 12.9%；学生党员 8 人，占 25.8%。支部党员涵盖了主要业务骨干，是科室核心领导和中坚力量，充分发挥了带头作用。

（一）夯实基层党建工作

在医院党委的统一部署和领导下，超声医学科党支部严格落实"三会一课"制度，深入开展"不忘初心、牢记使命"主题教育。根据本专业的工作特点和实际，立足本职工作，努力提高服务质量。2019 年，超声医学科党支部被评为"国家卫生健康委员会先进基层党组织"及医技党总支主题教育活动阶段工作"先进党支部"。超声科党支部重点做好入党积极分子的培养、考察和发展工作，吸收高级知识分子加入党组织。2010 年至 2020 年，发展了 6 名新党员，其中 3 名为副主任医师职称以上，1 名为临床博士后，充分体现了支部活动和党的宣传政策对周围群众的吸引力，充分发挥了基层党组织的战斗堡垒作用。

（二）组织活动丰富多彩

超声医学科党支部充分发挥年轻党员多的优势，积极组织形式多样的支部活动。2008 年汶川地震后，为地震灾区儿童定向捐助大量衣物、图书、文具及人民币 8000 余元，获得东城区政府的书面感谢信。支部多次组织党员到国家博物馆参观展览，如"真理的力量——纪念马克思诞辰 200 周年主题展览""复兴之路""伟大的变革——庆祝改革开放 40 周年"等。2018 年 6 月，超声医学科党支部组织了京藏两地千里连线党支部会议（图 5-5），共同探讨西藏自治区人民医院科室发展的困难，该主题党日活动被《人民日报》《健康报》《北京日报》等多家媒体报道。超声医学科党支部党员积极参加院内的各项党务活动，并多次获得荣誉。

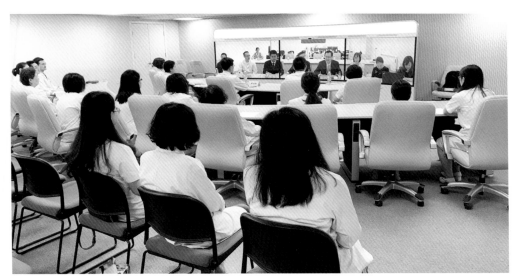

图 5-5　2018 年北京协和医院与西藏自治区人民医院超声医学科联合召开远程党支部扩大会议

三、科室文化建设

在历任科主任、老教授、老专家们的带领与熏陶下，科室文化不断发展并形成"传承、协作、求真、创新"科室特色。在科室、党支部、工会多重组织带领下，科室形成"尊老"的良好传承风尚。在尊重、爱戴老教授们的同时，老教授们也将一生所学、一生感悟毫无保留地传授给了后辈；同时，不断加入的临床博士后、研究生、基地住院医师等新生力量也使得科室文化在传统中焕发出青春的活力，不断推动着科室未来发展的创新之路。

（一）团队文化建设

1. 科室文化

协和超声医学科秉承着"传承、协作、求真、创新"的科训，在工作和教学中传承协和精神和前辈大家的精神，团结协作、求真务实、推陈出新。

（1）传承：科训第一条为"传承"，旨在传承协和精神，即"严谨、求精、勤奋、奉献"，全面体现了医生的职业精神和素养。行医面对生命，自当精益求精；严谨的态度和工作作风已融入协和人的精神基因；而勤奋也是协和育人模式的特色之一；老专家们无私地传道授业，不仅通过无数次的授课向年轻医师传授毕生经验，同时言传身教，分享自己做人做事的心得体会，后辈们也通过不断学习得以提高进步，正是这样的"传承"将协和文化和科室文化薪火相传（图5-6~图5-9）。

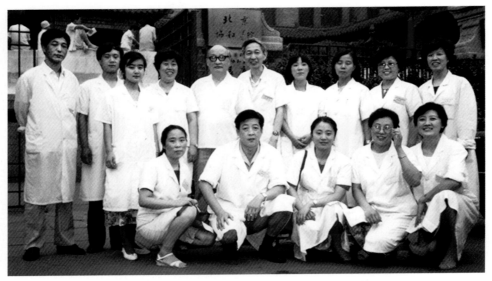

图 5-6 1988 年超声科教师与进修医师合影

后排左四~左七：程玉芳、邹贤华、张缙熙、戴晴教授；前排左一：张淑琴；右二：徐光教授。

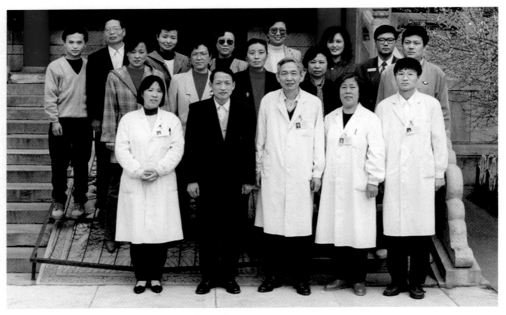

图 5-7 1996 年第二届彩色多普勒超声培训班师生合影留念

前排左一：戴晴；前排左三~左五：张缙熙、程玉芳、姜玉新。

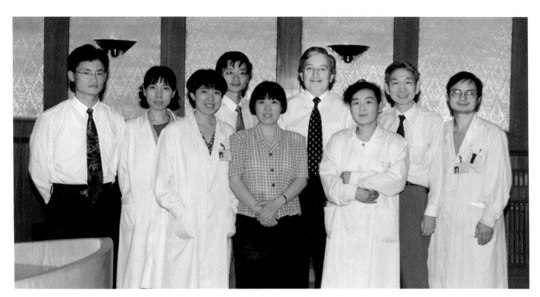

图 5-8　1996 年北京协和医院 – 美国杰斐逊超声教育中心成立合影

左起：迟建华、孟华、常欣、姜玉新、戴晴、Barry B. Goldberg、蔡胜、张缙熙、李建初。

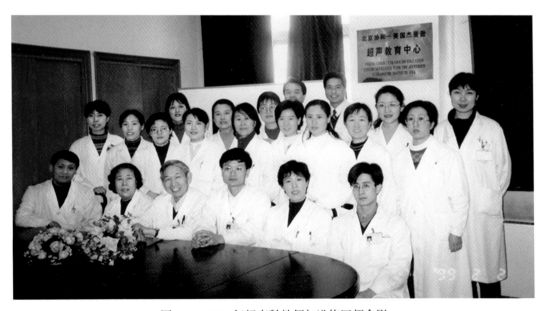

图 5-9　1999 年超声科教师与进修医师合影

前排左起：卢树宽、程玉芳、张缙熙、姜玉新、戴晴、夏宇；后排左起：孟华、吕珂、齐振红。

　　张缙熙教授提出优秀的超声医师需要以做人为本，将做事、做学问作为终生奋斗的目标，优秀团队则要团结一致，共同进取。他认为做人要严于律己，保持良好、积极进取的心态；要正确定位自己，平等待人；要互相帮助，有团队精神。做事（医术）要少计较得失，听从工作安排，多做工作不吃亏，不要比工作忙，要比贡献大；做学问要多读书、多总结、多对比、多思考。程玉芳教授提出多学习、勤思考、勤动手，让超声发挥最大的诊疗价值。姜玉新教授提出要秉承"严谨、求精、勤奋、奉献"的协和精神，在医教研管各方面弘扬协和精神，践行办院理念，积淀科室文化，培养优秀人才。戴晴教授提出，作为一名好医生，要有高尚的医德、精湛的医术和严谨的学风；要握患者的手，传递医者的温度。李建初教授提出要继承前辈们的优良传统，优化服务，科研创新，为我国超声事业的发展不懈努力。前辈们的谆谆教导，为"超人"们留下了不朽的宝贵精神财富。

（2）协作：协和超声人都有着强烈的集体意识，乐于团结协作、共同进取，而团队取得的成就也激励着大家更加努力，这也是整个协和超声发展历程贯穿始终的精神。

亚专业组的建立营造了良好的团结协作氛围，让超声同仁们在临床和科研上向着同一方向持续努力，同时也与临床科室保持了积极而深入的交流与沟通，为临床科室及患者解决更多的诊疗问题。科室成员们团结协作提供良好的教学氛围，使得大量的各级别住院医师培训课程得以顺利开展。除此之外，协和超声医学科还重视国内外学术交流与合作，多次主办、协办重大国内外会议（图5-10，图5-11），与国内外多家医院建立了良好的合作关系。

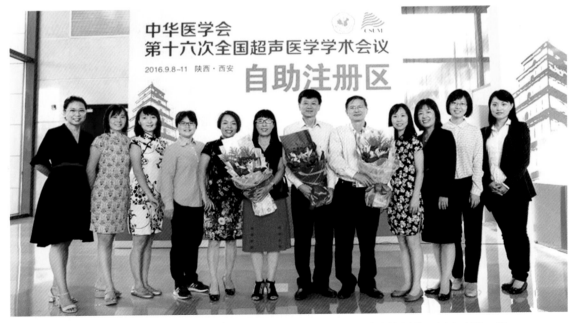

图5-10　2016年中华医学会超声医学学术会议（西安）时逢教师节，师生欢聚一堂
教师：（左六～左八）戴晴、姜玉新、李建初；学生：（左一～左五）何蒙娜、王红燕、张青、杨萌、苏娜，（右四～右一）李文波、朱庆莉、武玺宁、孝梦甦。

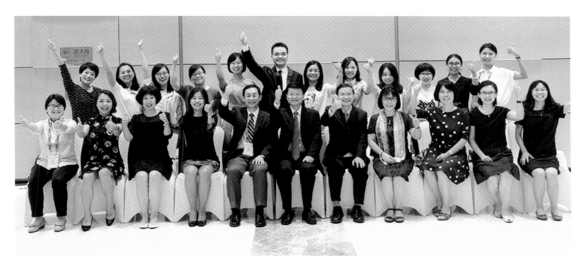

图 5-11　协和超声大家庭相聚 2017 年中华医学会超声医学学术会议（杭州）
前排左五起：刘吉斌、姜玉新、李建初、戴晴。

（3）求真：无论临床工作、科研工作还是教学与管理工作，超声科同事们都保持着实事求是、求真务实的态度。从老一辈到新一辈，从团体到个人，大家都以求真务实的态度开展工作，寻根问底、追求真理，无论做什么事情都要有一种严谨的科学精神，对于科学研究实事求是，营造了求真务实的学术、工作氛围。在条件艰苦时期不断奋斗、追求科学真谛的前辈们，已经成为后辈们永远学习的榜样。正是这种求真、求精的精神不断传承发扬，北京协和医院方能"看别人看不了的病，出别人出不了的成果"，屹立于国内顶尖医院之列。

（4）创新：北京协和医院超声医学科不断在传承中创新、在协作中发展。创新，是时代的要求，也是发展的规律。要同步于时代，甚至领先于时代，并不断地取得进步和发展。

临床科研方面，协和超声医学科早期在国内开展多项诊疗项目，包括第一代和第二代超声造影剂的引入、宫腔超声造影、体外聚焦超声治疗实体肿瘤等。近年开展超声造影、三维超声、超声光散射断层成像、弹性成像、光声成像、人工智能等多项新技术的研究及临床应用，并不断深入探索和积累，取得长足进步及瞩目成果。

教学方面，随着专业学位研究生培养（专硕）与住院医师规范化培训进行并轨，以及北京协和医院超声医学科临床医学博士后学员的招收，每年的超声住培学员呈现更加多样化的教育背景。为此，北京协和医院超声医学科不断加强住培建设，自 2015 年起进行超声住培改革，在既往操作带教、高级课程和疑难病例分析的基础上新增住院医师读片会以及远程教学，2016 年新增针对性的练习岗和操作进阶带教，2017 年开设基础级别课程，增加漏误诊病例分析，开展虚拟教学，并成立住培管理小组等，2019年增加了早间workshop课程。目前，协和超声住培基地已形成一套较为成熟的分层分级的进阶式超声住培模式。

管理方面，科室近年来不断开展信息化建设，并取得非常显著的成果。建立完善的预约、分诊、转会诊体系，开发一体化排班软件系统并投入使用。信息化建设全闭环流程，提高工作效率，保证医疗质量；多样化预约分诊，提高患者满意度，是信息化新时代背景下超声诊疗专业的典范。

2. 人文关怀

协和超声医学科秉承丰富的协和底蕴，通过弘扬科室人文精神，营造科室内部以人为本的特色管理，打造富有魅力和个性的科室文化和价值观，成为一个德善兼并、勤奋向上、乐于奉献、精诚团结的大家庭。

（1）科室传统：尊敬老前辈：科室前辈、师长们为学科的建设发展奠定了坚实的基础，树立了正确的方向，是每一位同志学习和尊敬的榜样。每逢佳节和老前辈们的生日，科室均会送上最温馨的慰问与祝福（图5-12，图5-13）。

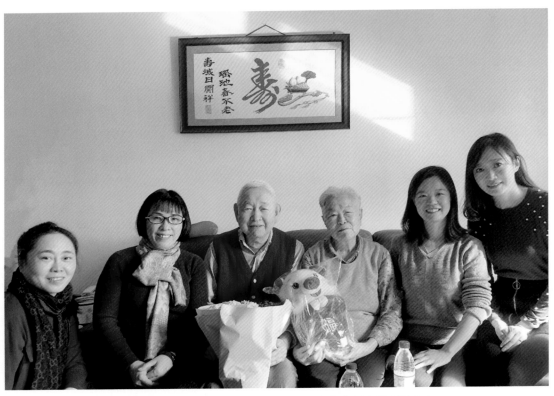

图 5-12　2019年春节科室代表探望老专家张缙熙教授及家人
左起：高嫔、戴晴、张缙熙及其夫人杨老师、张一休、杨晴。

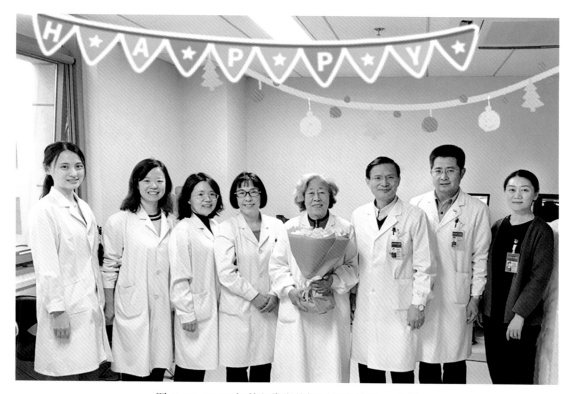

图 5-13　2019 年科室代表共贺程玉芳教授 80 寿辰
左起：马莉、张一休、吕珂、戴晴、程玉芳、李建初、夏宇、林海珊。

（2）党支部人文关怀：建立科室老同志爱心卡联络人制度，组对关怀，专人负责。每一位联络人均熟知老同志的家庭住址、家庭成员、联系电话、身体状况等，定期联络关心老职工的退休生活。

（3）温暖的工会组织：科室工会小组及时传达院内各项职工活动、福利领取等，定期组织科室职工群众积极参加科室建设、参与医院各项职工活动（图 5-14～图 5-19），体现对员工人文关爱，促进人员的全面发展，激发职工的积极性和创造性，建设有理想、有道德、有文化、有纪律的科室职工队伍。

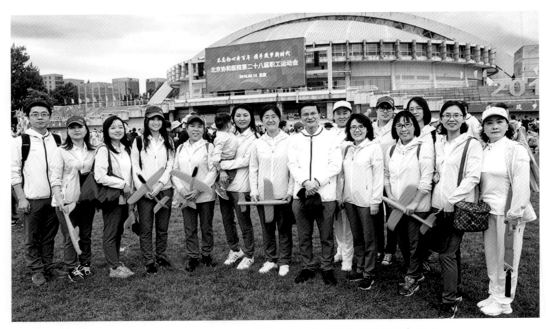

图 5-14　2018 年超声医学科师生参加北京协和医院职工运动会

前排右五起：李建初、吕珂、戴晴等。

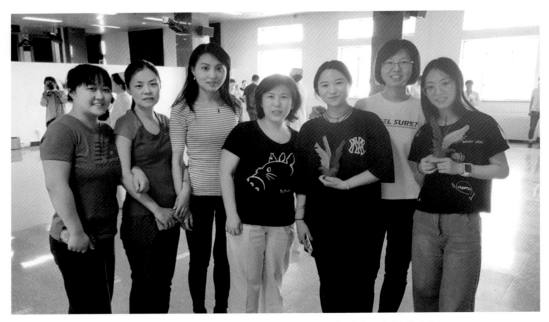

图 5-15　超声医学科职工参加北京协和医院西院工会踢毽比赛

左起：杨洋、游珊珊、孝梦甦、孟伟、康文、武玺宁、孟晓暄。

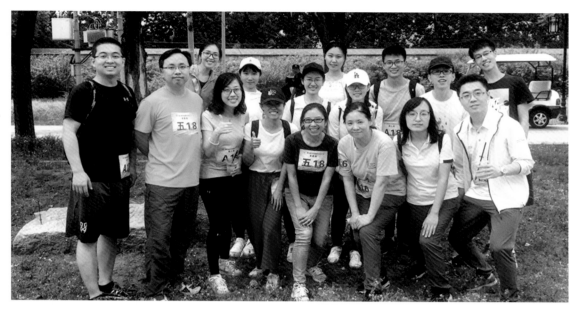

图 5-16　2019 年超声医学科师生参加北京协和医院第五届定向越野健步走大赛
前排左三起：张莉、陶蒽茜、杨筱、朱沈玲、赵瑞娜。

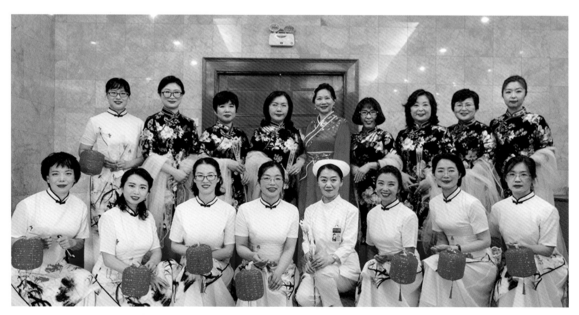

图 5-17　超声医学科女教授参加北京协和医院女教授协会庆祝三八妇女节文艺汇演
后排右四：戴晴，前排右三：杨筱，前排右四：林海珊。

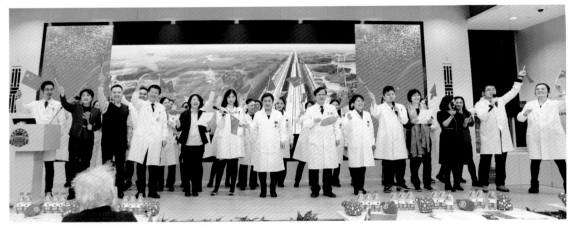

图 5-18　2020 年超声医学科住培基地教学总结会暨座谈会快闪歌曲

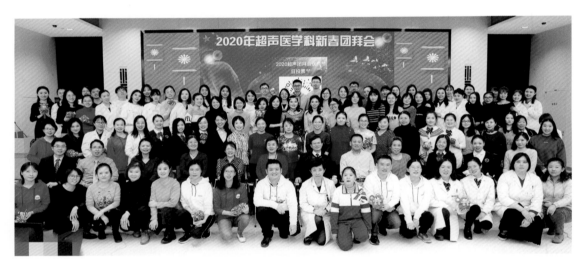

图 5-19　2020 年超声医学科新春团拜会合影

（二）学习与生活

1. 学习与生活设施

超声医学科为员工及住培基地学员营造了良好的学习和生活条件。

（1）教室：科内设有门诊示教室、外科楼会议室及外科楼自习室三处教学场所，可容纳百余人同时学习。三教室均配有高清大屏幕及多媒体设备，支持实时远程互动，并可连接门诊诊室及虚拟教学系统进行远程会诊及示教，承担了科室会议、全科业务学习、疑难病例分析、漏误诊分析、高级别课程、基础级别课程、住院医读片会、晨间课程、远程会诊、远程示教、继续教育课程及亚专业组科研组会等教学及会议活动。

各教室中张贴了科训及科室规章制度流程。门诊示教室设有学术交流与宣传栏，进行优秀病例展示、漏误诊病例分析展示及科室新闻动态展示（图 5-20）。

此外，自习室配有教学专用电脑，供学员回顾检索病例、查阅资料使用。

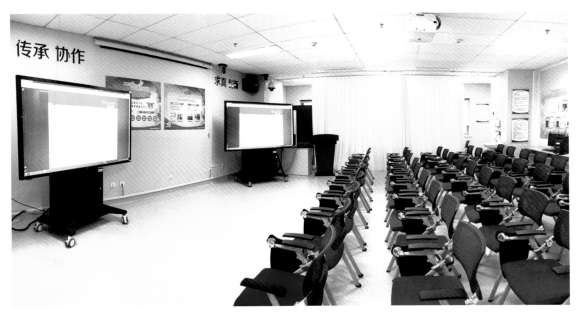

图 5-20　超声医学科示教室

（2）图书馆：科内精心打造位于外科楼自习室的小图书馆（图 5-21），藏有超声医学各分支学科及影像学、解剖学等相关学科的中英文经典教材及图谱，超声医学期刊，以及涉及医学各学科、科研方法及统计学、人文、政治、哲学、英语、教学方法等诸多领域的优秀书籍，共计 200 余种，500 余册，可供自习室内阅读或自助登记借阅，并设专人管理。图书馆是住培学员积累知识、自主学习、答疑解惑及提高人文素养的强大后盾。

（3）值班室：科室门诊、内科楼、外科楼、西单院区各诊区均设有办公室及休息室，配备了写字台、计算机等办公学习设备及储物柜、冰箱等生活设施。内科楼、外科楼及急诊值班室均配有饮水机、微波炉、写字台、书架及舒适整洁的床铺，为值班医师营造了良好的工作和休息环境。

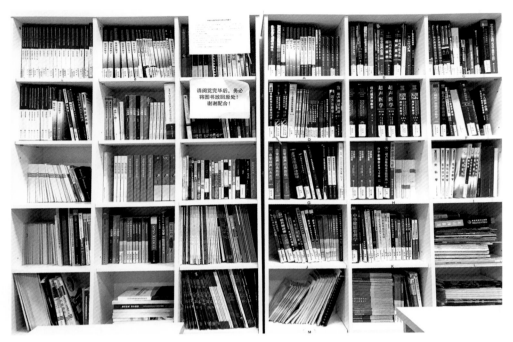

图 5-21　超声医学科小图书馆藏书

2. 文化生活

超声医学科积极参加文艺活动，通过文艺表演提高科室团结及凝聚力，展现多彩的才艺和蓬勃的精神风貌。两年一度的新春团拜会中，科室医师、护士及医辅人员各展风采（图 5-22，图 5-23）。此外，科室人员还积极参加院级文艺活动。2018 年，超声医学科夏宇、欧阳云淑及马莉在北京协和医院庆祝中国共产党成立 97 周年大会暨"做合格协和人"主题活动中参与编写和表演了情景剧《相信未来》，通过表演表达了心中的梦想（图 5-24）：让世界再无病痛，让全民身心健康，并获得最佳组织奖。2019 年全国超声质控大会中，超声医学科医师表演快闪《我和我的祖国》，在全国千余名参会超声同仁中引发热烈反响（图 5-25）。

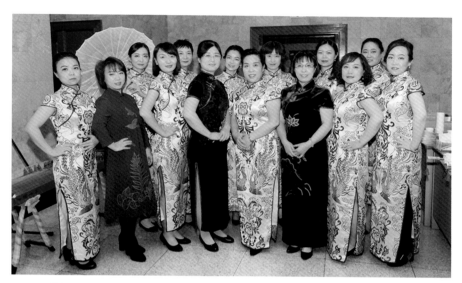

图 5-22　2018 年超声医学科新春团拜会，女教授表演节目《旗袍秀》
前排左四起：齐振红、张淑琴、戴晴等。

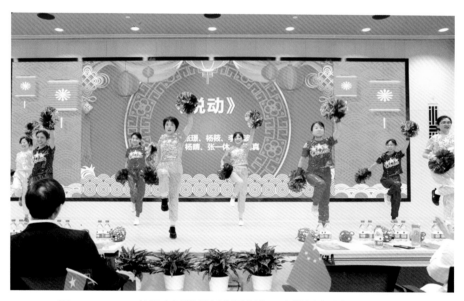

图 5-23　2020 年超声医学科新春团拜会，女教授表演舞蹈《悦动》
前排右起：谭莉、张璟、刘真真、杨筱等。

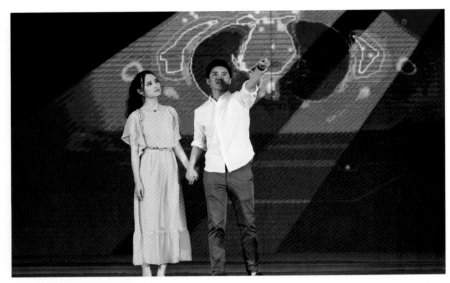

图 5-24　2018 年北京协和医院庆祝中国共产党成立 97 周年大会中，超声医学科医
师参与编写和表演情景剧《相信未来》
编剧：夏宇、欧阳云淑；表演：马莉（左）。

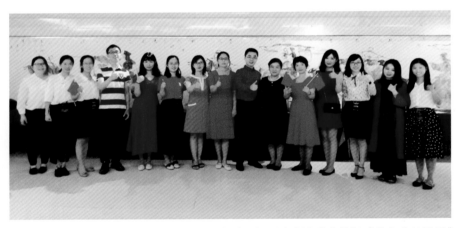

图 5-25　2019 年全国超声质控大会，超声科医师团队表演歌曲快闪《我和我的祖国》

（三）云上交流

1. 北京协和医院超声医学科官网

北京协和医院官方网站超声医学科页面展示了科室的基本情况及专家团队、科室发展
动态及相关公告、健康教育等内容（图 5-26），方便患者对科室概况、特色及相关医疗项目

有所了解。

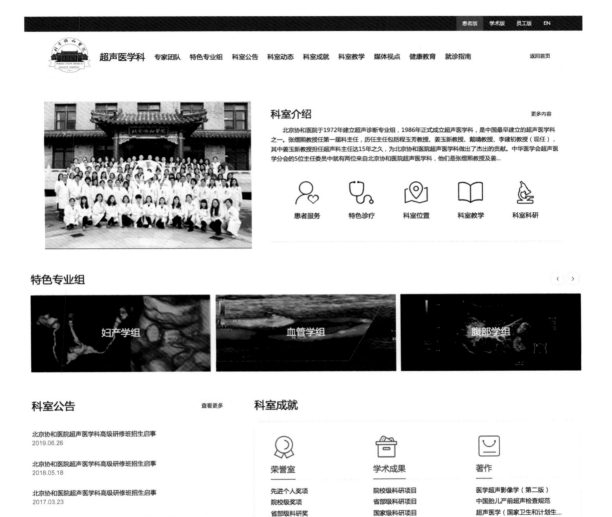

图 5-26 北京协和医院官网超声医学科页面

2. 超声医学科内网

超声科内网包括医疗、教学、管理、科研四大模块，是科室内部学习平台及综合管理平台，平台集合了各类教学资料、科室及个人资料、综合管理、科研数据库等几乎全部办公、学习资源及信息（图 5-27），不仅实现了分类管理、汇总整合、各取所需，也实现了无纸化办公、及时更新；同时数据详实、查询便捷，使得科室各项工作均在信息化平台上得以快速准确推进。

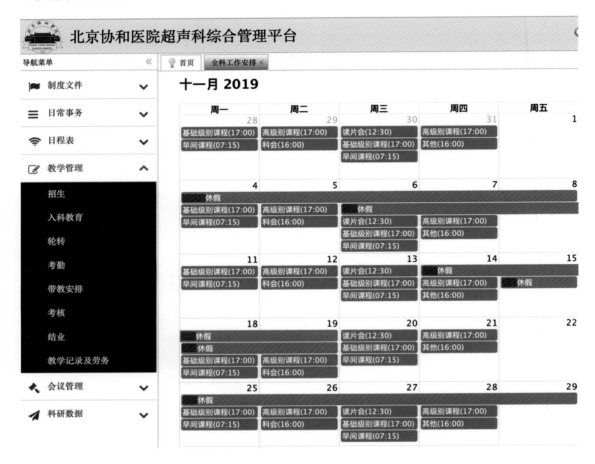

图 5-27　超声科综合管理平台中的模块及按日期查询个人工作安排的页面

3. 小超张

张青负责发起的微信公众号"小超张",内容涵盖了超声专业的各项新技术、新发展和超声业界的新动向,不仅展现了"协和超人"风采,还传递着各专业平台、兄弟医院、学会间的学术信息,为年轻人搭建了学术交流平台,已成为业界影响力较大的微信公众号之一。

4. 雪域超声

由"组团式"援藏队员创办维护的"雪域超声"微信公众号学习平台,辐射全区超声医师。内容包括临床超声知识、科研技能培训课程,共享北京协和医院超声医学科高级级别课程、临床研究设计精品课程,分享西藏自治区人民医院超声科课内小讲课、临床超声沟通会。打造西藏"超人"的云上学习平台,让优质教学资源下沉,设立西藏与内地的同步学习渠道。

（四）青年风采

超声医学科青年医师在医疗工作、学习及教学、科研工作、学术会议、学术竞赛、管理工作、海外交流等活动中展现了优秀的素质和青春的风采（图 5-28 ~ 图 5-31）。

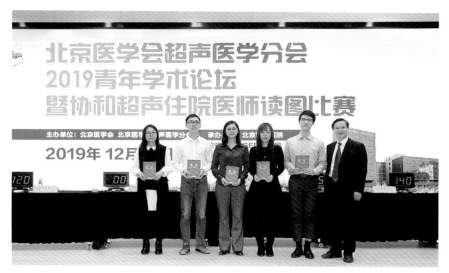

图 5-28　协和团队获北京医学会超声医学分会 2019 协和超声住院医师读图比赛一等奖

领队：王亚红（左三）；队员（左起）：石志敏、刘睿峰、李鸣遥、马春亮；颁奖专家：李建初教授（右一）。

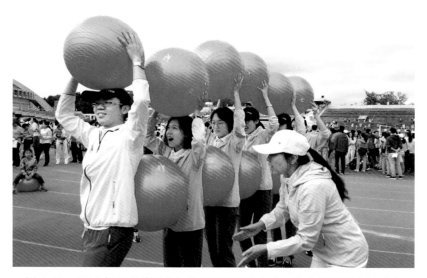

图 5-29　2018 年超声科研究生及住院医师参加北京协和医院趣味运动会

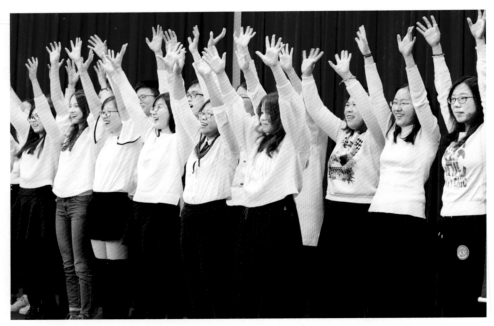

图 5-30　2018 年超声医学科新春团拜会，2016、2017 级住院医师表演合唱

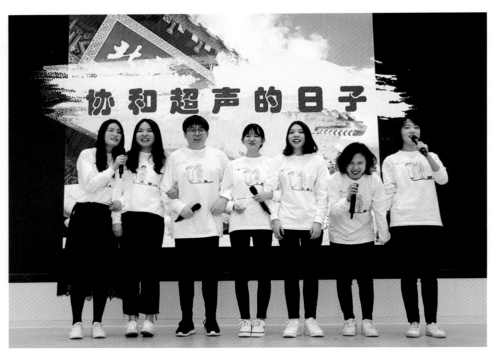

图 5-31　2020 年超声医学科新春团拜会，2018 级住院医师表演歌曲《协和超声的日子》

（五）抗击疫情

2019 年 12 月以来，新型冠状病毒肺炎疫情在国内多地区蔓延。北京协和医院超声医学科对特殊时期的科室精细化管理进行探索。

1．提前部署、科学防控

超声医学科病患数量大、来源广、诊室地点分散、区域内工作人员种类多、值班人数多，防控管理难度大。疫情发生后，超声医学科快速反应、积极应对，成立核心管理小组，制定工作方案，从职能分工、人员类别、工作区域等方面进行明确规划，在院感防控及环境消毒、患者预约、全员培训、物资调配及管理等各方面科学、规范、有序、高效地开展工作，为做好患者服务、加强人员防护提供了坚实的基础。

2．信息先行，服务衔接

让信息多跑路，患者少走路。超声科信息系统无缝对接医院信息系统（HIS），根据临床需求掌握超声工作量，动态调整出诊医生；采用超声预约分诊系统实现分时段预约，避免人群过度集中，减少患者等候时间，降低暴露风险；积极开展电话热线咨询服务和线上咨询服务，为患者提供帮助指导及便利。

3．同心协力，壮美逆行

为了减少人员流动，住院医师"小超人们"组成急诊小分队，全面接管东院急诊超声工作（图 5-32）。在医院号召组建疫情防治第二梯队、第三梯队时，全科人员积极踊跃报名抗疫工作。科室持续为一线值班人员的工作生活保驾护航，确保"零感染"。无论是否身处战疫一线，每位同事都默默付出、坚守岗位、做好本职工作，以实际行动表达对抗疫情的决心。

4．抗击疫情，质控同行

北京协和医院超声医学科作为国家超声医学质量控制中心及中华医学会超声医学分会主任委员单位，针对超声医学科诊疗工作特点，同时结合医院防控体系要求，牵头起草了《超声医学科新型冠状病毒感染防控专家共识（第一版）》，发表了《新型冠状病毒肺炎疫情期间超声医学科防控精细化管理探索》及《COVID-19 疫情期间非隔离诊区超声设备的消毒》，旨在规范疫情期间各级各类机构的超声医学诊疗工作，保障医疗质量和安全，控制院内感染。

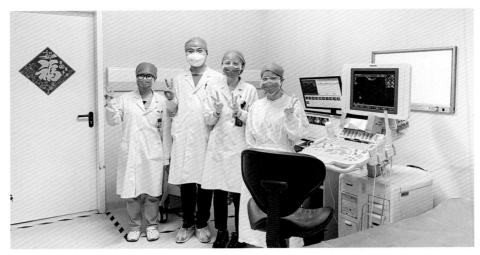

图 5-32　2020 年新型冠状病毒疫情期间急诊超声小分队坚守临床一线
左起：邹蜜、葛志通、马莉、陶葸茜。

四、奖励及荣誉

（一）科室获奖情况

科室获奖情况见表 5-3 和图 5-33 ～ 图 5-39。

表 5-3　2015 ～ 2019 年科室获奖情况

获奖级别	获奖名称
省部级	2017 年全国住院医师规范化培训骨干师资培训基地
省部级	2019 年国家卫生健康委员会先进基层党组织
省部级	国家卫生健康委员会医政医管局 2019 年度改善医疗服务创新科室
省部级	2019 年国家卫生健康委医改医管局全国医院擂台赛华北赛区最具价值案例奖
院级	2015 年度北京协和医院门诊评优最佳奉献团队奖
院级	2016 年度北京协和医院门诊评优最佳奉献奖
院级	2017 年北京协和医院医技党总支学习"十九大"海报评比比赛二等奖
院级	2017 年度北京协和医院门诊评优改革创新奖

获奖级别	获奖名称
院级	2017 年度北京协和医院先进集体
院级	2017 年度北京协和医院优秀信息协作科室
院级	2018 年度北京协和医院门诊评优改革创新奖
院级	2010~2019 年北京协和医院优秀学科
院级	2018 年度北京协和医院先进集体
院级	2019 年医技党总支主题教育活动阶段工作"先进党支部"

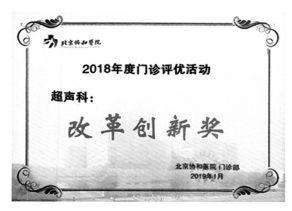

图 5-33　超声医学科获得 2018 年度北京协和医院门诊评优改革创新奖

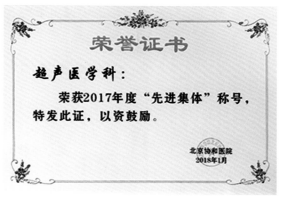

图 5-34　超声医学科获得 2017 年度北京协和医院先进集体

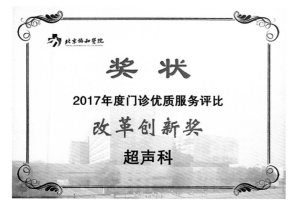

图 5-35　超声医学科获 2017 年度北京协和医院门诊优质服务评比改革创新奖

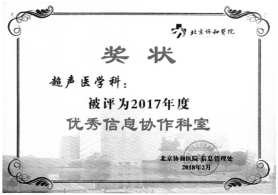

图 5-36　超声医学科获得 2017 年度北京协和医院优秀信息协作科室

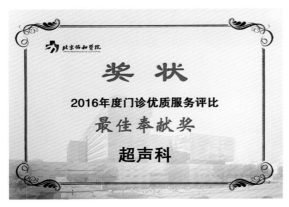
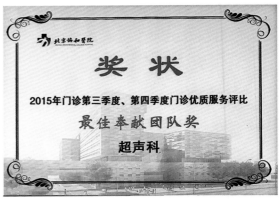

图 5-37　超声医学科获 2016 年度北京协和医院门诊优质服务评比最佳奉献奖

图 5-38　超声医学科获 2015 年第三、四季度北京协和医院门诊优质服务评比最佳奉献团队奖

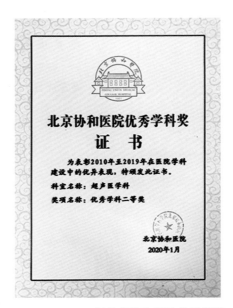

图 5-39　2010 ~ 2019 年北京协和医院优秀学科二等奖

（二）院外个人荣誉

院外个人荣誉汇总见表 5-4。

表 5–4　院外个人荣誉

获奖年份	获奖名称	获奖人
1988	世界生物与医学协会、美国超声医学会"超声医学诊断先锋奖"	邹贤华
1988	世界超声医学及生物学联合会"先驱奖"	张缙熙
1988	日本超音波医学会感谢奖	张缙熙
1991	国家教委"教学四十年奖"	邹贤华
1998	中国超声医学工程学会"突出贡献奖"	张缙熙
2009	中华医学会超声医学分会"突出贡献奖"	张缙熙
2009	中国医师协会超声医师分会"突出贡献奖"	李建初
2010	卫生部有突出贡献中青年专家	姜玉新
2011	中国医学科学院北京协和医学院优秀共产党员	张一休
2012	北京市优秀中青年医师	张　青
2013	北京市优秀教师	姜玉新
2013	北京市科技新星	杨　萌
2013	国家卫生计生委"全国医德标兵"	姜玉新
2015	中国医师协会超声医师分会"中国超声医师终身成就奖"	张缙熙
2015	国家卫生计生委"优秀共产党员"	蔡　胜
2015	中国医师协会超声医师分会"中国杰出超声医师"	姜玉新
2017	卫计委优秀党务工作者	姜玉新
2017	住院医师规范化培训"优秀专业基地主任"	李建初
2018	周永昌超声医学教育奖 – 功勋奖	张缙熙
2018	中国医师协会"中国医师奖"	姜玉新
2018	西藏自治区人民政府"组团式援藏医疗人才首席专家"	夏　宇
2018	北京市自然科学基金杰出青年	杨　萌
2018	北京市师德榜样	姜玉新
2019	中共西藏自治区委员会西藏自治区人民政府优秀援藏干部人才	夏　宇
2019	中国医师协会超声医师分会"中国杰出超声医师"	戴　晴
2019	中国医师学会全国住院医师规范化培训"优秀带教老师"	夏　宇

续表

获奖年份	获奖名称	获奖人
2019	中国医师学会超声医师分会"援藏优秀超声医师"	夏　宇
2019	国家卫生健康委员会直属机关优秀共产党员	张一休 夏　宇

（三）院外学术会议奖励

院外学术会议奖励见表5-5。

表5-5　2015～2019院外学术会议奖励

获奖年份	会议名称	获奖名称	获奖人
2015	北京医学会超声分会"2015青年学术论坛"	优秀论文一等奖	武玺宁 王　铭
2016	中华医学会超声医学分会第十六次全国学术年会	青年英文论坛二等奖	孝梦甦
2017	北京医学会超声医学分会青年学术论坛暨协和青年医师病例报告会	病例汇报大赛一等奖	武玺宁 王亚红
2017	北京医学会超声医学分会青年学术论坛暨协和青年医师病例报告会	病例汇报大赛二等奖	赵瑞娜
2017	北京医学会超声医学分会学术年会	优秀论文一等奖	夏　宇
2017	北京医学会超声医学分会学术年会	优秀论文二等奖	叶添添
2017	第一届京津冀超声医学	青年优秀论文奖	孝梦甦
2017	中华医学会第十七次全国超声医学学术会议	中青年英文论坛一等奖	杨　萌
2017	全国"春芽杯"青年医师青春期健康教育科普大赛	征文一等奖	陈　程
2018	中国超声诊断创建六十周年学术大会暨周永昌超声医学讲坛	中青年报告竞赛二等奖	陈天娇
2018	中华医学会第十八次全国超声医学学术会议	中青年英文论坛一等奖	武玺宁
2018	北京医学会超声医学分会学术年会	优秀论文二等奖	张一休
2018	北京医学会超声医学分会学术年会	优秀论文三等奖	李文波
2018	北京医学会超声医学分会青年学术论坛	病例汇报大赛一等奖	张　莉

获奖年份	会议名称	获奖名称	获奖人
2018	北京市超声医学质量控制大会	演讲比赛三等奖	张晓燕
2018	中华医学会超声医学分会血管与浅表器官学组辩论赛	最佳辩手、最佳勇气队	王亚红
2019	北京医学会超声医学分会学术年会	优秀论文一等奖	张一休
2019	中华医学会第十九次全国超声医学学术会议	中青年英文论坛一等奖	陈雪琪
2019	中华医学会第十九次全国超声医学学术会议	中青年英文论坛二等奖	韦瑶
2019	中华医学会第十九次全国超声医学学术会议	青年医师教学大赛一等奖	张莉
2019	中国临床肿瘤学会学术会议	青年医师英文论文演讲比赛优秀奖	汤珈嘉
2019	北京医学会超声医学分会青年学术论坛暨协和超声住院医师读图比赛	病例汇报大赛二等奖	王铭 陈程
2019	北京医学会超声医学分会青年学术论坛暨协和超声住院医师读图比赛	读图比赛团体一等奖	王亚红
2019	北京医学会超声医学分会学术年会	优秀论文二等奖	桂阳 武玺宁

（四）院校奖励：荣誉称号

院校奖励：荣誉称号见表5-6～表5-8。

表5-6 院校奖励：荣誉称号（1）

获奖年份	获奖称号	获奖人
2013	北京协和医学院优秀继续教育项目一等奖	姜玉新

表5-7 院校奖励：荣誉称号（2）

获奖年份	获奖称号	获奖人
2008～2019	北京协和医院优秀教师	李建初（2次）、齐振红、蔡胜、吕珂、戴晴、刘真真、张一休（2次）、刘赫、游珊珊、王亮
2007～2019	北京协和医院优秀住院医师	张青、欧阳云淑、张一休、赖兴建、孝梦甦、桂阳、武玺宁、王莹、张莉、马莉

续表

获奖年份	获奖称号	获奖人
2005～2019	北京协和医院先进个人、优秀员工	齐振红（2次）、李建初、徐钟慧（2次）、姜 颖、杨 萌、王红燕、刘 赫（2次）、张 青（3次）、袁 岩、欧阳云淑、朱沈玲、吕 珂、王 蕾、张一休、刘真真、王 亮、杨 筱、王亚红、张晓燕、林海珊、朱庆莉（2次）、王 莹

（按获奖年份排序）

表5-8　院校奖励：荣誉称号（3）

获奖年份	获奖称号	获奖人
2001	北京协和医院年度优质服务先进个人	林海珊
2003	北京协和医院精神文明先进个人	蔡 胜
2004～2019	北京协和医院门诊先进个人	夏 宇（2004） 林海珊（2019）
2007	北京协和医院科研论文三等奖	李建初
2009	北京协和医院青年教师基本功比赛三等奖	吕 珂
2011	北京协和医院门诊优质服务奖	张一休
2012	北京协和医院创先争优优秀共产党员	张 青
2013	北京协和医院"我的梦 协和梦 中国梦"征文比赛三等奖	桂 阳
2012～2017	北京协和医院优秀共产党员	张 青（2012） 蔡 胜（2014） 杨 萌（2017、2019）
2015	北京协和医院"七一"征文大赛三等奖	赖兴建
2016	北京协和医院第三届青年医生技能大赛团体第一名	陈 程
2016	北京协和医院健康科普能力大赛医学科普文章二等奖	陈 程
2017	中国医学科学院优秀共产党员	杨 萌
2017	北京协和医院"新协和医事"征文比赛优秀奖	张 波
2017	北京协和医院优秀工会会员	张一休
2017	"健康中国 协和行动"北京协和医院第二届健康科普能力大赛中荣获医学科普文章三等奖	刘真真、张 莉、庄 楠
2017	北京协和医学院"协和精神铸我魂"演讲比赛二等奖	黄雪培
2018～2019	北京协和医院优秀中层干部	李建初（2018、2019） 夏 宇（2019）

获奖年份	获奖称号	获奖人
2018～2019	北京协和医院援藏特殊贡献奖	张一休（2018） 夏　宇（2019）
2018	北京协和医院"合格协和人"最佳建议奖	夏　宇
2018	中国医学科学院/北京协和医学院公文写作比赛三等奖	桂　阳
2019	西藏自治区人民医院优秀党务干部	夏　宇
2019	西藏自治区人民医院优秀援藏标兵	夏　宇
2019	北京协和医院优秀助理	杨　萌
2019	北京协和医院优秀团干部	陈　程
2020	北京协和医院临床医学博士后项目"书山有路勤为径"奖	陈　程

6 协作篇

对外交流与协作是北京协和医院超声医学科教学工作的重要组成部分，从20世纪90年代至今，随着中国超声医学的发展，协和超声医学科的对外交流与协作不断拓展。

作为多届中华医学会超声医学分会主委单位，在张缙熙教授、姜玉新教授等的引领下，协和超声医学科与世界超声密切合作，交流互通，起到了很好的学术桥梁作用。协和超声医学科在国际上先后和美国杰斐逊超声医学中心、世界超声医学与生物学联合会（世超联，WFUMB）、亚洲超声医学与生物学联合会（亚超联，AFSUMB）、国际妇产超声学会（ISUOG）、亚太妇产科超声学会（AOFOG）、意大利超声学会等密切合作，举办多次培训及国际论坛。

作为中华医学会超声医学分会、北京医学会超声医学分会、北京医师协会超声医师分会的主任委员单位，协和超声医学科在推动超声技术规范化以及新技术的推广方面承担了重要工作。倡导建立了超声技术规范并开展了全国范围的技术规范培训；开展了全国多个新技术的多中心研究；建设了国内首家远程读图中心；连续举办数10届国内论坛。

作为国家超声医学质控中心及北京市超声医学质控中心挂靠单位，为加强质量安全管理的深度和精度，国家超声医学质控中心与全国25个省级质控中心建立了密切联系。从组织体系、诊疗规范体系、质控指标体系、质控标准体系及监测、预警、评估体系的五大体系出发，开展质控工作。组织召开全国超声医学质控大会，完成超声医学质量指标的制定，连续2年完成全国6000余家医院超声医疗质量抽样数据收集，并首次撰写了《国家医疗质量控制与安全报告——超声医学分册》，成功上线"国家超声医学质控网络平台"，运用精细化管理和信息化平台，实现单病种质量控制，为中国超声检查的规范化、同质化作出了积极贡献。

作为中组部医疗人才"组团式"援藏工作的重要组成部分，2015年至今北京协和医院超声医学科已连续5年选派副主任医师援建西藏自治区人民医院超声科，从科室管理、人才梯队建设、绩效考核、医疗质控、教学活动、临床科研、超声PACS系统工作站建设、新设备申购等各个方面全力推进科室建设，有效推动了西藏超声学科建设及技术发展。

协和超声为中国超声医学的发展作出了应有的贡献，推动中国超声迈向世界先进行列。

一、国际合作项目

（一）北京协和 – 美国杰斐逊超声教育培训中心

北京协和医院超声医学科成立伊始，就积极拓展对外交流合作，其中与美国超声工程排名第一的托马斯杰斐逊超声研究中心合作最为紧密。张缙熙教授、姜玉新教授、戴晴教授等十余位协和人先后到美国托马斯杰斐逊大学交流学习。1995 年，北京协和医院超声医学科与美国托马斯杰斐逊大学超声研究中心在国内联合成立了北京协和 – 美国杰斐逊超声教育培训中心（图 6-1），建立了持久的国际交流与合作，有力地推动了超声医学新技术的规范应用。

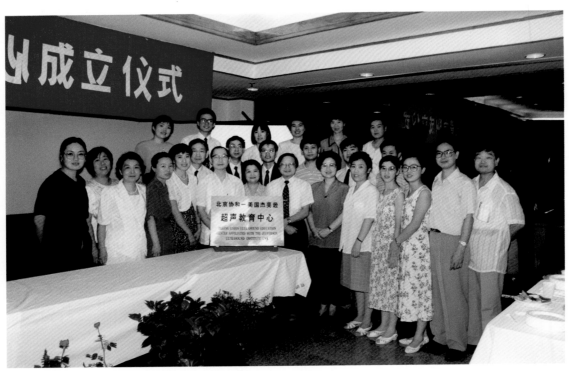

图 6-1 1995 年北京协和 – 美国杰斐逊超声教育中心成立仪式合影

时任卫生部陈敏章部长、陆召麟院长、宗淑杰书记、刘吉斌教授等应邀出席，超声医学科张缙熙、程玉芳、姜玉新教授等参加。

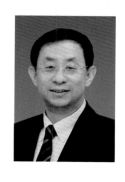

刘吉斌　教授
托马斯杰斐逊大学医院放射科教授
杰斐逊超声和放射教育研究所培训项目主任

　　1982～1987 年就职北京协和医院超声医学科，1987 年就职美国费城托马斯杰斐逊大学医院。现任放射科终身教授，杰斐逊超声和放射教育研究所培训项目主任。美国超声医学会及北美放射学会资深会员。

　　主要研究领域是超声造影成像和超声介入治疗。在各种影像期刊发表 190 余篇论文、主编和参编 8 本专著及 300 余篇会议摘要。主持和参与多项研究基金，其研究成果获得许多科学奖项。担任国家自然科学基金评审专家，英文杂志 *Advanced Ultrasound in Diagnosis and Therapy* 主编和多种影像杂志的审稿专家。多年来致力于中国超声的教育项目和学术交流，为中国的超声医学的发展作出积极贡献。1998 年和 2009 年分别获得中国超声工程学会和中国超声医师学会分医学超声贡献奖。2018 年获得首届周永昌国际超声医学教育奖。

（二）与 WFUMB 及 AFSUMB 合作

　　WFUMB 是超声医学和生物学专业最大的专业组织。WFUMB 在全球范围内设有 6 个地区联盟，有来自 50 个国家的超过 50 000 名会员，包括亚洲 16 个国家的 18 000 名会员。2017 年 10 月 13～16 日在中国台北举行了世超联年会。中华医学会超声医学分会积极参与，与台湾医用超声波学会协同举办了首届全球华人超音波论坛（Global Chinese Ultrasound Forum）。该会议邀请了两岸三地及全球多位知名专家学者，进行专题演讲、学术论文发表与经验分享，促进了两岸学者间的学术交流，受到业界广泛好评（图 6-2，图 6-3）。

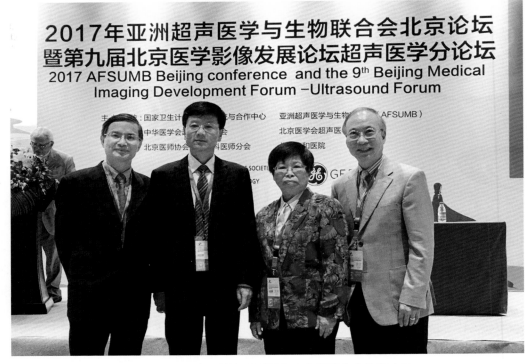

图 6-2　2017 年亚洲超声医学与生物学联合会北京论坛

左起：李建初教授、姜玉新教授、刁翠美女士、亚超联前任主席周宜宏教授。

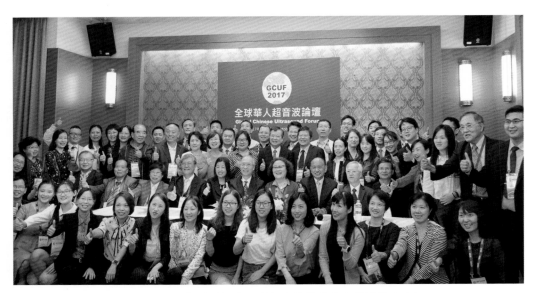

图 6-3　2017 年世界超声医学与生物学联合会首届华人论坛

来自两岸三地的超声专家在中国台北齐聚一堂。

AFSUMB 成立于 1987 年，目前是 WFUMB 的最大联盟组织，中国是 AFSUMB 的发起国之一。姜玉新教授在担任中华医学会超声医学分会主委及 AFSUMB 理事、副主席期间，积极倡导开展国际合作与学术交流，加强了中华医学会超声医学分会与 AFSUMB 的交流合作，并在 2020AFSUMB 年会申办、承办中发挥主导作用，为促进我国超声医学与世界接轨作出重要贡献。

2017 年 8 月 19 日，在北京举行了亚洲超声医学与生物学联合会工作坊（AFSUMB workshop）（图 6-2）。2017 年 10 月 14 日，在 AFSUMB 常任理事会议上进行了第 14 届亚洲超声医学与生物学联合会大会举办权的申报。在中华医学会超声医学分会主任委员姜玉新教授的领导下，北京协和医院超声医学科为中国成功获得 2020 年 AFSUMB 大会的举办权贡献了主要力量，使得 AFSUMB 最高级别的学术会议时隔 25 年重回中国。

2018 年 5 月 24 日，在韩国举行了第十三届 AFSUMB 大会。会议期间举行了常任理事会议和全体理事会，姜玉新教授高票当选 AFSUMB 副主席，也成为该组织首位来自中国大陆的副主席。姜玉新教授的当选为中华医学会超声分会开展国际交流合作、促进与国际医学组织间的紧密联系、协同发展帮助落后国家及地区的超声医学水平，起到积极作用。

（三）与 ISUOG 及 AOFOG 合作

ISUOG 是国际上妇产科超声、超声产前诊断的重要学术团体和权威机构。从 1991 年第一期 UOG 期刊和第一届世界大会至今，ISUOG 已在全球 140 个国家拥有超过 15 700 名成员。ISUOG 的使命是通过提供、推进和传播妇产科超声的最高质量教育，标准和研究信息来改善妇女的健康。姜玉新教授担任 ISUOG 中国分会主任委员，北京协和医院超声医学科多名成员都为 ISUOG 中国分会青年委员会委员。

由 ISUOG、AOFOG 和中华医学会超声医学分会主办，北京医师学会超声医学专科医师分会、中国医学科学院北京协和医院协办的"2010、2012、2014 年北京产科超声研讨会"在北京成功举办，国内外知名产科专家共计 30 余位授课，培训学员近 3000 人，引领 ISUOG 成功进入中国。

（四）中意超声专家高峰论坛

2008 年春季，由时任中华医学会超声医学分会主任委员的姜玉新教授和意大利超声学会主席费礼齐教授发起创立了中意超声学校（Sino-Italian Ultrasound School）。

在此学校的框架里，在两位教授的指引下建立了中意两国超声专家以年会形式进行交流的高端平台，意大利百胜医疗集团作为协办单位，全方位参与组织、协调和安排。中意高峰论坛始终围绕"文化、科技、健康"（Culture Technology Healthcare）的主题展开超声前沿技术动态和最新应用趋势的交流。

首届高峰论坛在北京召开后，每年由中意两国轮流担任东道主组织。时至今日，已召开 10 届国际的学术交流活动，被邀请参加学术报告的中外知名教授 80 余人，参加活动的中外超声专家 2000 余人（图 6-4）。

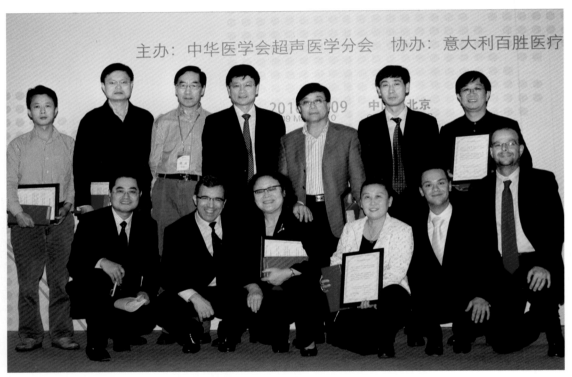

图 6-4　2018 年中意超声专家高峰论坛合影
前排：（左一）陆林忠（百胜公司）、（左三）陈敏华、（左四）田家玮教授；
后排左起：冉海涛、尹立雪、张明立、姜玉新、李治安、常才、康春松教授。

北京召开的第一届大会与会人员 400 多人；第十一届中意高峰论坛在意大利知名学府帕维亚大学（Pavia University）举办，中华医学会派出了 40 多位中国超声专家参加此次年会。会议交流内容丰富，意大利多家媒体对中国超声医学专家的来访和开展学术活动进行报道。

中意合作为"一带一路"国家的交流与合作作出巨大贡献。

二、国内合作项目

（一）乳腺超声项目

1. EPIQ7 超声诊断系统在乳腺超声检查应用中的研究

北京协和医院与飞利浦合作，开展国内单中心临床研究。通过探讨软件包与研究中心的标准超声诊断系统相比的临床应用价值，评价 EPIQ7 超声诊断系统的新乳腺成像解决方案，研究数据用于指导产品开发。

2. 利用深度学习方法进行计算机辅助乳腺病灶检测

北京协和医院与飞利浦合作，开展国内单中心临床研究评估利用人工智能算法在乳腺超声图像中自动检测乳腺病灶的可行性。其临床价值在于：降低乳腺检查中的操作者差异，提升乳腺癌筛查的效能；通过人机结合阅片提高诊断信心，减少检查过程中由于疲劳带来的筛查性能下降；借助人工智能改善服务能力，提高患者满意度，降低医疗成本。

3. 建立自动全乳超声（ABUS）远程读图中心

2017 年 1 月 19 日，美国通用（GE）的 ABUS 乳腺容积超声第一家国家级远程读图中心在北京协和医院超声医学科落成。协和超声医学科姜玉新教授、李建初主任、GE 医疗超声总经理马海燕等出席了揭牌仪式（图 6-5）。该远程中心目的是响应国家分级诊疗的号召，帮助下级和基层医院诊断 ABUS 疑难病例，真正做到三级医院优秀资源下沉，也标志着乳腺癌筛查远程云诊断新时代的到来！

4. 乳腺疾病超声检查与诊断的质量控制体系建设项目

2018 年 7 月 15 日，由国家卫生健康委国际合作与交流中心发起，依托北京协和医院承担的国家超声质量控制平台，联合迈瑞医疗，携手国内 44 家医院启动了"乳腺疾病超声检查与诊断的质量控制体系建设项目"（图 6-6）。项目在全国范围内试行乳腺超声检查的标准化存图及结构化报告书写，建立了中国乳腺超声检查的质控评价标准和制定超声报告书写结构化模板及存图规范的专家共识。指导各级别医院标准存图、规范操作，提升诊断水平，实现乳腺超声报告的规范化和同质化，助力国家分级诊疗政策的落地。

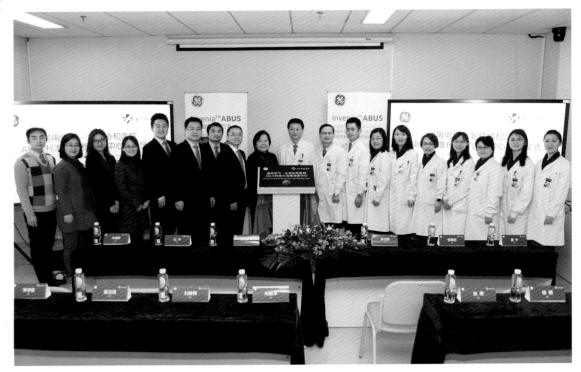

图 6-5　协和 -GE ABUS 远程读图中心成立仪式合影

GE 团队与姜玉新教授领衔的北京协和医院超声医学科团队参加。

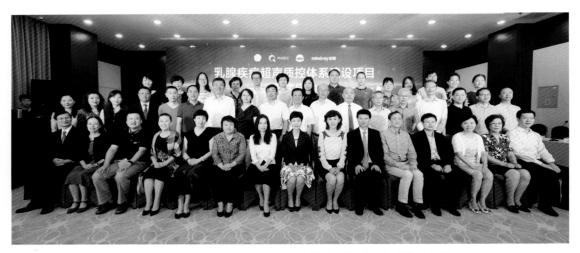

图 6-6　2018 年乳腺疾病超声质控体系建设项目启动仪式合影

国家卫生健康委医政医管局、国际交流与合作中心领导及中华医学会超声医学分会姜玉新主任委员等出席会议。

5. 乳腺 S-Detect 全国多中心项目

2018 年 12 月 26 日，三星乳腺 S-Detect 全国多中心项目启动会在北京协和医院学术会堂举行，来自全国 56 家医院的代表齐聚一堂（图 6-7）。

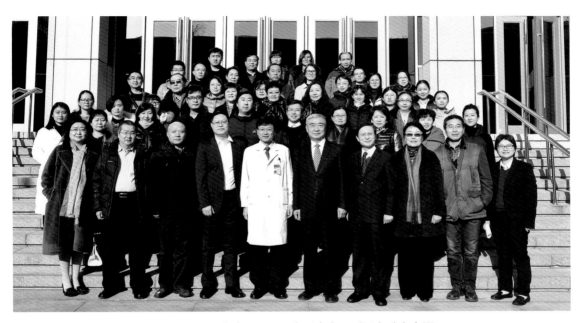

图 6-7 三星乳腺 S-Detect 全国多中心项目启动会合影
三星医疗事业部原瑜总裁（一排左四），中国健康促进基金会陈义勤副理事长（一排左六），中华医学会超声医学分会姜玉新教授（一排左五）等出席会议。

北京协和医院乳腺超声团队从 2018 年开始进行乳腺 S-Detect 的临床应用研究，将 S-Detect 诊断结果与高年资超声医生和多名低年资住院医师诊断结果进行对比，初步证明了 S-Detect 的有效性和临床应用价值。为了进一步验证 S-Detect 在乳腺癌机会性筛查中的应用价值，由中华医学会超声医学分会、北京协和医院发起了乳腺 S-Detect 全国多中心研究项目，项目组组长为北京协和医院姜玉新教授，项目执行组长为北京协和医院朱庆莉教授，项目秘书为北京协和医院张青副教授。姜玉新教授致辞强调："多中心项目是一个长期的项目，希望大家的合作能够不断深入地进行下去。"

（二）产科项目

1. 产前诊断规范化多中心研究

由北京协和医院等 25 家医院与迈瑞医疗联合打造，依托 Union-iWorks 产科自动工作流及 Smart Planes CNS 产科自动容积导航两项应用功能的产前诊断规范化多中心研究，自 2016 年 11 月启动，于 2018 年 8 月顺利结项（图 6-8）。通过该项目收集的 4000 余例病例分析，Union-iWorks 在规范产科筛查标准切面及操作流的同时，其智能化操作减少重复性，将检查时间缩短 45%。同时，相比非 Union-iWorks 工作流的设备，减少了近 20% 切面遗漏率，降低医生临床风险，对基层医院产科筛查规范化普及意义重大。

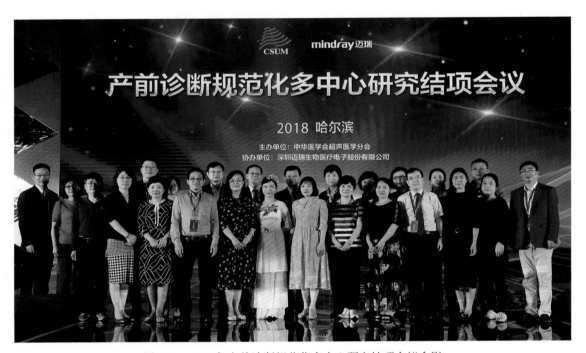

图 6-8　2018 年产前诊断规范化多中心研究结项会议合影

　　Union-iWorks 自动工作流协议，是由北京协和医院与迈瑞医疗共同开发，根据姜玉新教授主编的《中国胎儿产前超声检查规范》，经过多中心大数据验证的权威产科专用工具。它可以协助超声医生在临床工作中更标准、更灵活、更高效地完成超声检查。自动化的工作流可大幅度减少医生对控制面板的操作，使医生更专注于患者本身的诊断和服务。

2. 中国胎儿产前超声检查规范

　　胎儿畸形的筛查和产前诊断可降低部分出生缺陷率，是重要的出生缺陷预防措施。超声影像技术飞速发展，可用于观察胎儿生长发育及筛查诊断胎儿重大畸形，以其无创、便捷和高效等优点被广泛应用于产前筛查及诊断，有助于降低出生缺陷率，提高全民人口素质，促进社会和经济发展。我国幅员辽阔、人口众多，不同省市地区、各医院间超声筛查和诊断水平差距很大。因此，制定并实施恰当的诊疗规范，提高中国产前超声筛查队伍的专业素养和水平至关重要。

《中国胎儿产前超声检查规范》基于"十一五"国家科技支撑计划"重大出生缺陷和遗传病的防治研究：严重胎儿结构异常影像学产前筛查和诊断新技术的研究（2006BAI05A04）"和"十二五"国家科技支撑计划"重大出生缺陷防治技术开发及应用研究：基于基层医院的胎儿孕早中期超声筛查方案的评价研究（2014BAI06B05）"的研究成果而制定，由十余家省级产前诊断中心的专家共同起草完成，制定了标准化的产前超声筛查和专业化的产前影像学诊断的操作规范，并建立了中国人群胎儿生物学参数。

（三）妇科项目－盆底超声检查质量控制体系建立的多中心研究

2019年7月，由国家卫生健康委国际合作与交流中心牵头，依托北京协和医院承担的国家超声医学质量控制中心平台，联合迈瑞医疗，携手全国47家知名医院，在全国范围内推广盆底超声规范化检查（图6-9）。同时，通过构建人工智能辅助诊断系统，实现盆底疾病诊断的智能化工作流程。在医生诊断治疗过程中，给予正确的指导和建议，实现医疗健康产业的标准化、规范化和智能化临床应用。

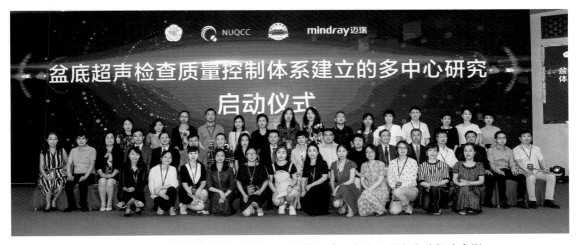

图6-9　2019年盆底超声检查质量控制体系建设多中心研究启动仪式合影

国家卫生健康委医政医管局、国际交流与合作中心领导及中华医学会超声医学分会姜玉新主任委员等出席会议。

（四）社区脑卒中高危人群筛查和干预项目

北京协和医院作为"脑卒中高危人群筛查和干预项目"的承担医院，在医院有关部门的支持下，在社区统筹开展脑卒中高危人群筛查和干预工作。主要内容包括对社区人群脑卒中危险因素筛查，具体包括对社区常住人口进行心脑血管病流行病学问卷调查、现场体格检查以及血液检验等，进行脑卒中风险评估分级，并对高危人群进行颈动脉超声检查。其中，对高危人群的颈动脉超声检查为其中重要一环。

为此，协和医院超声科成立专门的项目工作组，使用佳能的 Aplio500 超声系统超微血流成像技术（SMI）对脑卒中高危人群进行颈动脉超声检查。在 2018、2019 年度的高危患者颈动脉超声检查中，项目组共为 1588 名脑卒中高危人群进行颈部血管超声检查，分析并总结斑块内新生血管与脑卒中病史、高危因素之间的关系，结果表明，斑块内新生血管与脑卒中病史具有显著的相关性。通过进一步进行斑块超声特征的观察及描述，尤其是对斑块内新生血管这一特点进行了详细的评估和分析，为评估社区人群中的斑块内新生血管与脑卒中流行病学及其危险因素之间的关系研究奠定了基础。

（五）"SMART SONO SCHOOL"公益项目

2013 年，三星电子旗下三星医疗利用在医疗及电子领域的核心技术优势，启动了"SMART SONO SCHOOL"三星智能超声公益培训工程项目。用公益性超声培训和教育，整体提高中国医疗机构超声科医生技术水平；带动全国部分医疗机构及知名专家的积极性及公益爱心，共同为中国的超声培训和教育贡献力量。提高中国超声领域教育和培训的整体水准，开创超声培训智能化、集约化的先河。通过阶梯式超声培训和教育，切实提高基层医生的超声诊断能力，尤其是产前诊断能力，有效降低这些地区的出生缺陷及孕产妇和新生儿的死亡率。推动超声技术在广大基层地区的普及，提升当地超声医生的技术水平，提高地方医疗服务水平，更好地满足群众健康需求。

2018 年 12 月 26 日，由中国健康促进基金会主办，三星电子支持的"中国健康促进基金会三星智能超声公益培训工程"第 19 家培训基地落户北京协和医院（图 6-10），医工结合有助于将智能超声技术向全国推广，培养专业的智能超声医生团队，将临床科研成果转化为临床应用，推动学科发展，开启新的智能超声时代。

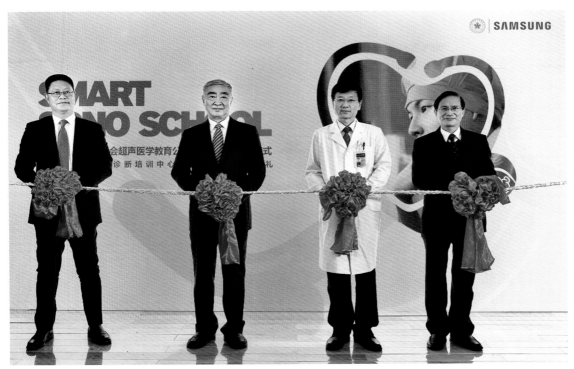

图 6-10 三星智能超声公益培训工程项目落户北京协和医院
左起：三星医疗事业部原瑜总裁、中国健康促进基金会陈义勤副理事长、姜玉新教授、李建初教授。

三、学术会议

（一）中华医学会超声医学分会

1. 中华医学会超声医学分会年会

超声医学科参与举办了第十八届、第十九届中华医学会超声医学分会年会。大会突出"专业、规范、创新、融合"的特色，介绍和交流我国超声工作者近年来取得的高水平研究成果，内容涵盖腹部、妇产、心脏、浅表及血管、介入等所有超声专业的国内外最新进展和发展趋势，对介入超声、超声造影、人工智能辅助诊断等新技术的临床应用进行重点专题研讨。大会代表了国内超声医学会议的最高水平，吸引全国超声医学相关领域的专家学者参会。

2. 全国超声学科建设与管理研讨会

全国超声学科建设与管理研讨会由中华医学会超声医学分会、北京医学会超声医学分会、北京医师协会超声专科医师分会、北京市超声质量控制和改进中心主办，由北京协和医院承办，目前已举办了三届研讨会（图 6-11 ~ 图 6-13）。会议邀请国内知名医院超声科主任参会，并邀请来自约翰·霍普金斯大学、密歇根大学等多位外籍教授，就超声学科建设进行专题研讨和现场交流。

研讨会在超声学科建设、超声诊疗模式转型、科室信息化平台建设、超声亚专业发展、人才梯队建设、超声质控等多方面进行深入的讨论与交流，有效推动了全国超声学科建设与发展。

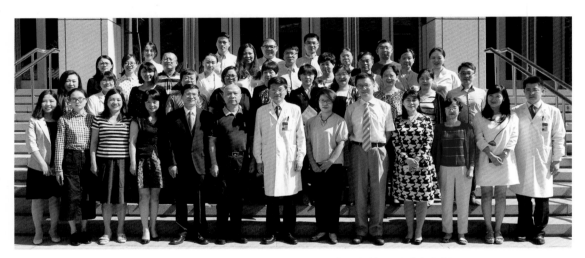

图 6-11　2017 年第一届全国超声学科建设与管理研讨会合影

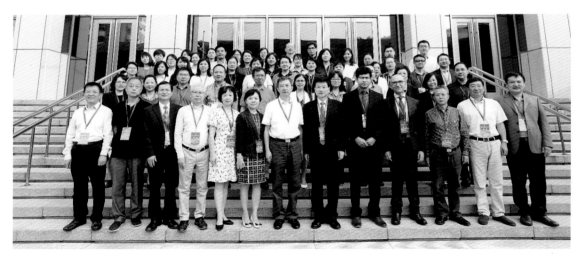

图 6-12　2018 年第二届全国超声学科建设与管理研讨会合影

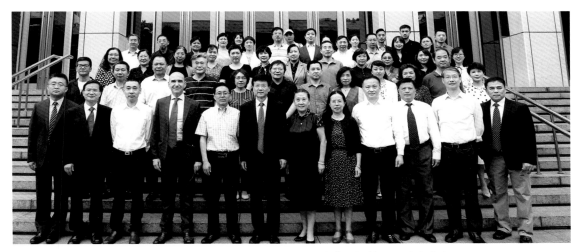

图 6-13　2019 年第三届全国超声学科建设与管理研讨会合影

3. 超声住培基地教学与管理公益讲座

2020 年 3 月 14 日，中华医学会超声医学分会及国家超声医学质量控制中心主办、北京协和医院超声医学科承办的"超声住培基地教学与管理公益讲座"以网络直播的方式举办。公益讲座聚焦超声住培基地教学与管理，针对超声住培模式、课程体系、考评与反馈、教学信息化管理、住培质控、临床博士后培养、科研能力培养等具体内容，展开经验介绍及交流，并邀请十余位全国知名超声住培基地管理者，通过直播连线就热点问题进行在线讨论。全国超声住培教学管理人员 9 万余人观看讲座直播并参与了在线讨论。

（二）国家超声医学质量控制中心 – 全国超声质控大会

北京协和医院超声医学科作为中华医学会超声医学分会、国家超声医学质量控制中心主任委员单位，成功举办了 2018 年首届及 2019 年第二届全国超声医学质量控制大会。国家卫生健康委主管领导、全国各省市、自治区超声医学质控中心负责人、知名专家等受大会邀请齐聚北京，共同探讨超声医学质控最新研究进展与技术成果，旨在加强我国超声医学医疗质量管理水平，完善符合我国国情的超声质控体系，实现医疗质量和服务水平的持续改进。大会的成功举办，有助于推动我国超声医学开启规范化、科学化发展的新篇章。

（三）国家卫生健康委国际交流与合作中心 – 北京医学影像发展论坛超声医学分论坛

2009 年起，北京协和医院超声医学科作为主要举办单位，在国家卫生健康委国际交流与合作中心指导下举办了北京医学影像发展论坛超声医学分论坛，至 2019 年 8 月 17 日，已成功举办 11 届（图 6–14）。姜玉新教授为论坛主席。北京医学影像发展论坛超声医学分论坛成功构建了学术交流的优质平台，已经成为中国超声医学界最具影响力的年度盛会之一。近些年论坛进一步扩大范围和规模，邀请了超声科、放射科、妇产科、基本外科等各个专科领域内国内知名专家，在论坛现场进行了精彩演讲，推动了医学影像多学科、跨领域的学术交流与合作。

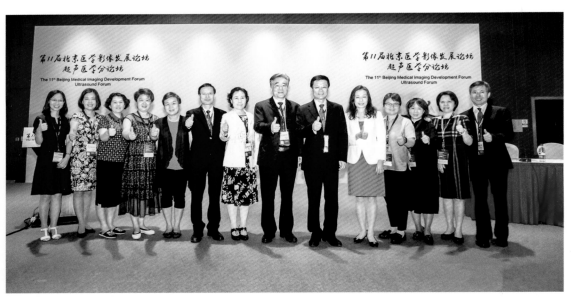

图 6–14　2019 年第 11 届北京医学影像发展论坛超声医学分论坛
国家卫生健康委员会国际交流与合作中心领导与论坛执行主席姜玉新教授领衔的超声专家团队合影。

（四）国家重大公共卫生服务项目 – 全国农村妇女乳腺癌筛查

为了配合国家重大公共卫生服务项目"全国农村妇女乳腺癌筛查"，在国家卫生健康委妇幼健康服务司、国际交流与合作中心指导下，中华医学会超声医学分会成立了培训专家组，姜玉新教授为专家组组长，李建初教授、张青副教授为专家组成员，在 2010～2019 年开展乳腺癌筛查超声技术培训（图6-15）。

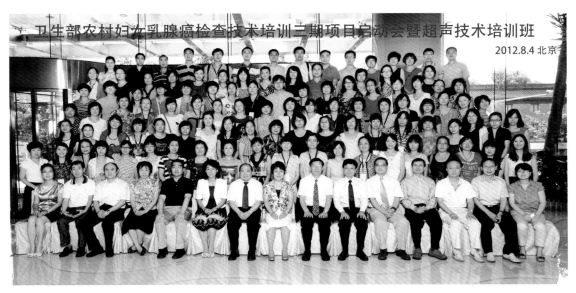

图6-15 2012年卫生部农村妇女乳腺癌检查技术培训三期项目启动会暨超声技术培训班合影
卫生部领导及项目专家组长姜玉新教授等出席启动会。

该项目始终坚持三级甲等医院超声医学专家亲自授课，统一教材，上机操作与授课结合，开班时测试与结业时考试。项目共开展51期，涵盖31个省市及新疆生产建设兵团；累计培训基层医生5230人次。目前培训学员已经为1980余万35~64岁农村妇女检查，检出乳腺癌及癌前病变1.3万余例，检出率从2009年34.4/10万提高到了2018年51.7/10万，明显提高了基层医疗卫生机构的服务能力。该项目也成为一个开展早、时间长、规模大、标准化的超声培训经典范例，并成为亚超联的推荐培训项目。

（五）北京医学会超声医学分会 – 年会及青年学术论坛

1. 北京医学会超声医学分会学术年会

北京协和医院超声医学科积极承担北京医学会超声医学分会的工作，参与举办其学术年会。会议邀请京津冀众多知名专家参会和发言，每年吸引国内外1200余位超声医学领域专家齐聚北京，在心脏、腹部和介入、妇产和儿科、浅表器官和外周血管四个分会场开展学术交流。近年来，北京医学会超声医学分会学术年会已成为北京乃至整个京津冀地区超声医学界规模最大、学术水平最高、影响力最广泛的学术盛会之一。超声医学分会获得2016年北京医学会先进专科分会称号。

2. 北京医学会超声医学分会青年学术论坛暨协和超声住院医师读图比赛

为鼓励北京超声医学界青年学者不断提高临床实践水平，进一步发掘科研创新能力，增进不同医院、不同亚专业青年学者的交流，培养开放的学术思维，推动学科发展，北京协和医院超声医学科联合北京医学会超声医学分会青年委员会，2015 年首次承办了针对中青年医师的"北京医学会超声医学分会青年学术论坛"，至今已成功举办四届。首届论坛于2015 年在北京协和医院举行；第二至四届北京医学会超声医学分会青年学术论坛暨协和超声住院医师读图比赛分别于 2017 ~ 2019 年召开（图 6-16），会议甄选了中青年学者的优秀来稿病例，进行现场展示并打分、专家点评。超声住院医师读图大赛邀请北京市各医院青年超声医师参与，通过激烈的比拼展示了青年医师的风采。青年学术论坛吸引大量中青年医师参会，为中青年医师提供了展示与交流机会，使其收获了宝贵的经验和激励，对超声医学人才培养起到了积极的推动作用。

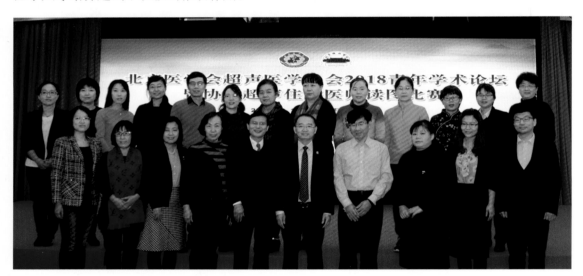

图 6-16　2018 年北京医学会超声医学分会青年学术论坛暨协和超声住院医师读图比赛合影

四、国家及北京市超声医学质控工作

（一）国家超声医学质量控制中心

为加强我国超声医学专业医疗质量管理，实现超声医学专业医疗质量和服务水平的持续改进，2017年7月，国家卫生健康委医政医管局委托北京协和医院开展国家超声医学质量控制工作，筹建国家超声医学质量控制中心。2020年1月，中心筹建期结束并通过国家卫生健康委工作考核评估，正式由北京协和医院超声医学科承担国家超声医学专业质控中心工作。

1. 建立质控中心组织架构，建设全国超声质控网络平台

自国家超声医学质控中心成立以来，目前已建立了完善的组织架构，联系全国25个省级质控中心，组成各省工作组，以工作组为单位开展工作，并组建了由全国知名超声专家组成的专家委员会，发展了覆盖全国的质控网络。成功上线"国家超声医学质控网络平台"，该平台集超声质控数据收集、数据分析、会议系统、投稿系统、线上课程等功能于一体，推进我国超声医学行业质量控制的信息化，为科室质量控制管理也提供了宝贵经验。

2. 完成覆盖全国的质控指标培训及质控数据收集与分析

中心目前已完成覆盖全国各省的哨点医院的质控数据指标培训，并将继续对哨点医院进行重点质控，不断提高医疗管理科学化、精细化水平，不断完善适用于我国的超声质控指标。此外，本中心在2018、2019年连续两年均完成覆盖全国逾6000家医院的超声医疗质量抽样数据收集，并首次撰写超声专业《国家医疗服务与质量安全报告——超声医学分册》，分析目前超声医疗质量控制存在的主要问题，并根据调查结果，进一步完善超声医学专业质控体系建设，制定全国超声质控管理标准等，不断改进超声医学专业医疗质量和服务水平。

3. 结合国情，制定超声专业质控指标，建立超声诊疗规范体系

中心结合中国国情及疾病谱，组织质控专家委员会各亚专业组编写、制定具有公信力和权威性的检查指南与专家共识，建立超声诊疗规范体系。组织专家组成员共同发表《超声医学专业质量管理控制指标专家共识（2018年版）》《乳腺疾病超声检查质量控制专家共识（2019年版）》。在国家超声医学质控中心主任委员姜玉新教授的领导下，中心积极组织检查规范的编写，参与发布了《超声医学科医疗质量安全管理规范》《中国胎儿产前超声检查规范》《胰腺超声检查规范》等多部诊疗规范。诊疗规范体系的建立，有助于强化对我国超声医师的专业培训和继续教育，提升基层医疗服务能力。同时，也为科室质控工作的开展提供了理论和经验支持，进一步推动科室超声检查标准化及报告规范化。

4. 召开全国及地区性质控会议，开展多中心超声质控项目

中心成立以来，共召开全国性超声质控会议4次（图6-17），省级超声质控中心举办会议27次，培训并推广质控指标。在2018年10月及2019年7月分别启动了"乳腺超声标准化存图及结构化报告的推广应用"及"盆底超声质控体系建设项目"，两项目均覆盖超过全国40余家多中心医院，旨在全国范围内推行乳腺超声及盆底超声检查的结构化报告及标准化存图，提高了基层医院的筛查水平，达到超声报告的同质化、规范化，并依托卫生健康委国家超声医学质控中心网站收集整理相关数据进行分析，实现国家层面的重点疾病超声检查与诊断的质量控制，助力国家分级诊疗政策的落地。

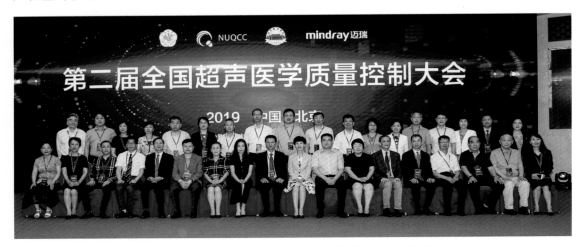

图 6-17　第二届全国超声医学质量控制大会专家合影

国家卫生健康委医政医管局、国际交流与合作中心领导及中华医学会超声医学分会姜玉新主任委员等出席会议。

5. 新冠肺炎疫情期间，组织各省超声质控中心应对疫情挑战，开展超声防疫工作

在 2020 年初，新冠肺炎疫情突如其来，蔓延全国。中心组织各省级超声质控中心及各级各类医疗机构超声医学科积极应对疫情挑战。2020 年 2 月，中心组织编写并发布《超声医学科新型冠状病毒感染防控专家共识》（第一版），同步开展线上宣传和培训活动，切实指导各级各类医疗机构超声医学科的临床诊疗及疫情防控工作，保障超声医学医疗质量和安全。此外，中心在疫情期间积极组织各省级超声质控中心进行工作交流分享，开展线上交流活动，为全体超声人提供了学术盛宴。除开展线上抗疫主题交流活动外，中心也关注相关教学工作的开展，为停课不停学提供支持，2020 年 3 月质控中心与中华医学会超声医学分会共同主办"超声住培基地教学与管理公益讲座"。

（二）北京市超声医学质量控制和改进中心

为加强北京市超声医学专业医疗质量管理，2017 年北京市超声医学质量控制和改进中心成立，以开展北京市超声医学医疗质量管理及质量控制工作。北京市超声医学质量控制和改进中心根据上级有关规定及医疗工作特点，加强全市超声质量控制体系建设，包括拟定质量控制指标、制定质量控制标准、提出质量改进的具体措施、人才队伍建设、效果评价等。配合各级行政部门开展各级医疗机构超声专业的质量控制工作、定期对外发布专业考核方案和考核结果、开展信息化建设、开展技术论证、拟定技术规范等。

1. 完成覆盖北京的质控调研与数据收集、分析

2017～2020年多次组织专家对北京二级、三级及基层医疗机构的超声质量管理进行现场调研，同时配合北京市其他质控中心开展体检中心、社会办医、基层医疗机构的超声质控调研。主要调研内容包括：医院及科室基本情况、项目开展及工作数量、工作流程及制度、质量控制与质量目标、培训、考核与研究、设备仪器维护、抢救药品规范化管理、无菌物品管理，共包含52个超声质控调研指标。并根据调研结果，组织召开通报会，并听取各方意见、进行经验交流等，不断改进北京市超声医学专业医疗质量和服务水平。2019～2020年设立北京市超声质控哨点医院，作为北京市超声专业质量控制的重点医院，重点对其进行质量控制评估，包括质控数据收集、质控专业培训、评价及反馈等，为提高北京市及科室超声医学医疗质量管理打下重要基础。

2018年北京市超声质控中心在市卫生健康委指导下，经专家会议讨论、专家论证、各医院及区级质控中心提供修订意见，制定了北京市超声医学质控指标。主要质控指标包括：年超声检查人次、超声科医患比、超声诊断仪完好率、平均超声检查预约时间、危急值通报例数、阳性率、超声诊断符合率等。

北京市超声质控中心建立"超声医学质控网络平台"，该系统实现了对超声质控指标的自动统计、医院质控智能化评估，中心利用"超声医学质控网络平台"完成了北京超声医疗质量抽样数据收集，并进行了数据分析、总结、汇报，并连续两年书写《北京市超声质量与安全报告》。分析北京市各医院超声质控现状的同时，也为科室的质量控制提供了宝贵经验。

2. 开展北京市超声质控规范体系建设，制定质控管理工作手册

北京市超声质控中心2019～2020年编纂《北京市超声医学质量控制管理工作手册》，为质控现场督查考评及质控管理提供标准与框架，完善了北京市超声诊疗规范体系建设。内容涵盖：人员构成、仪器、诊间、诊疗流程、规范化的技术操作、标准化存图、规范化的报告书写、质控考评标准、管理制度、基层医院的质控管理等，进一步推动了超声检查标准化及报告规范化。

3. 召开北京市质控会议及培训，建立市级–区级–医院的三级超声质控管理体系

北京市超声质控中心成立以来，共召开北京市级超声质控中心会议5次（图6-18），区级超声质控中心会议8次，全市各级医疗机构的超声专家及管理人员累计2000余人次参会，会议针对乳腺超声、甲状腺超声、腹部超声、血管超声、妇产科超声规范化及专家共识、规范化超声图像存储与质量控制开展专题学术和质控讲座。另外，北京市超声质控中心参与、督导区级超声质控中心工作，并与区级超声质控中心联合开展"携手同心"走基层超声质控培训班的系列活动，已初步构建市级–区级–医院的三级超声质控管理体系，旨在提高各级医院的超声报告水平，达到超声报告的同质化、规范化。

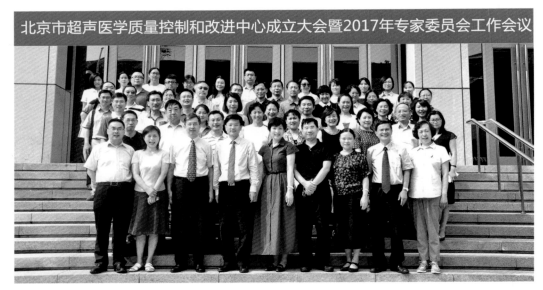

图 6-18　2017 年北京超声医学质量控制和改进中心成立大会暨专家委员会工作会议合影

五、援藏超声学科建设

超声科举全科之力支持援藏工作，助力西藏超声医学的发展。作为中组部医疗人才"组团式"援藏工作的重要组成部分，自 2015 年起北京协和医院超声医学科已连续 5 年选派副主任医师援建西藏自治区人民医院超声医学科，分别为游珊珊、王亮、张一休、夏宇及杨筱医师。援藏团队缺氧不缺协和精神、艰苦不降协和标准，从科室管理、人才梯队建设、绩效考核、医疗质控、教学活动、临床科研、超声 PACS 系统建设等方面全力推进科室建设，推动西藏超声学科建设和发展。

（一）精准医疗援藏促"大病不出藏"

援藏医师在协和超声医学科大后方的大力支持下，发现当地临床工作的弱项短板，结合自身业务专长，在当地积极开展医疗工作。开展了腹部大血管超声检查、小儿髋关节发育不良超声诊断、介入超声、三维超声、弹性超声等多项技术业务；通过报告抽查、临床超声病例讨论会等多种形式加强质控工作。由李文波、王亮、高嫔主管护师以及当地达娃医师进行的超声引导下甲状腺结节穿刺术为西藏自治区首例。2017 年 3 月成立了西藏自治区影像质控中心，受援单位 2018 年成为西藏自治区医学会超声专业委员主任委员单位，2019 年获批成为西藏自治区超声专业质控中心。

（二）教学培训打造"撤不走的医疗队"

为当地培养医疗人才骨干，才能达到"造血式"帮扶的目的。近 5 年，受援科室 8 位医师以"师带徒"的形式得到重点培养，多位科室青年骨干外派北京协和医院进修学习。援藏医师还开展了丰富多彩的教学与学术交流活动（图 6-19 ~ 图 6-26），举办了 7 场辐射全自治区的"协和 - 西藏超声论坛"，包括乳腺超声、甲状腺介入穿刺、先天性髋关节发育不良超声检查等主题。连续两年举办西藏包虫病超声论坛，编写《西藏包虫超声筛查规范化培训手册》。坚持推行科内小讲课学习制度，面向全院开设协和 -UCSF 临床科研设计系列精品课程教学活动。借助远程信息系统，与北京协和医院超声医学科远程连线，共享"疑难病例读片会""高级别超声培训课程"等专家授课。开办"雪域超声"公众号：辐射全区超声医师，进行线上病例分享及讲课。2019 年起在西藏大学医学院本科教学中进行超声诊断基础课程试讲，推动超声专业课程的建设。他们还深入基层前往林芝、那曲、阿里等基层医院调研，在下乡送医送药的同时进行超声培训。

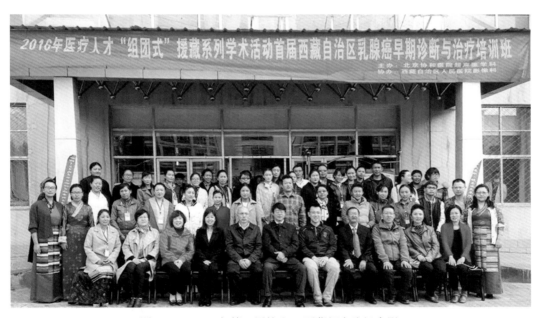

图 6-19 2016 年第一届协和 - 西藏超声论坛合影
韩丁院长、蒲智书记、银武、尼玛玉珍、朱庆莉、游珊珊等专家出席会议。

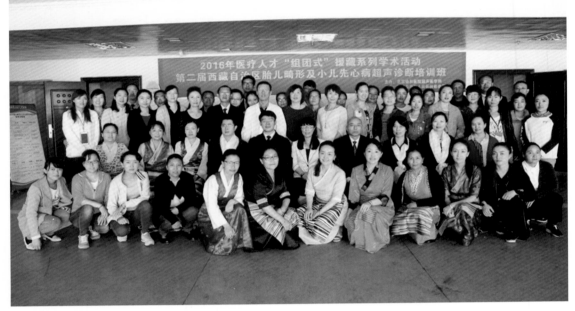

图 6-20 　2016 年第二届协和 – 西藏超声论坛合影

韩丁院长、蒲智书记、尼玛玉珍、戴晴、孟华、夏宇、徐钟慧、游珊珊等专家出席会议。

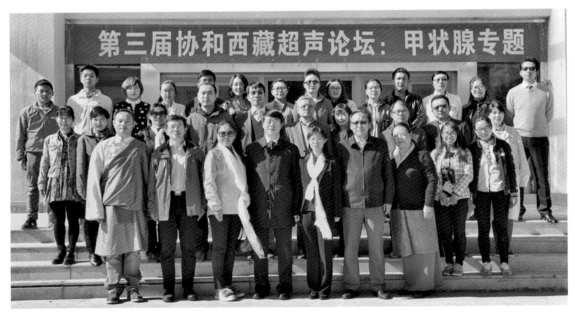

图 6-21 　2017 年第三届协和西藏超声论坛合影

韩丁院长、格桑罗布副院长、周洪柱副院长、王亮、李文波、高嫔等出席会议。

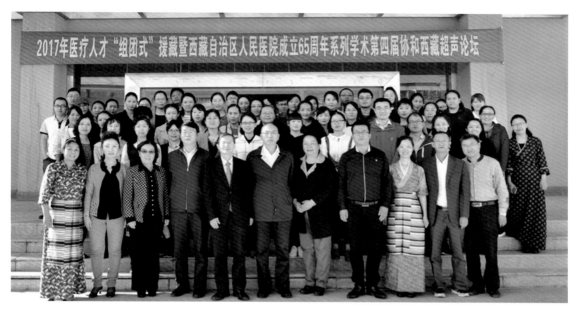

图 6-22 　2017 年第四届协和西藏超声论坛合影

韩丁院长、蒲智书记、徐书真、银武、尼玛玉珍、杨丽辉、李建初、吕珂、齐振红、谭莉、张一休等专家出席会议。

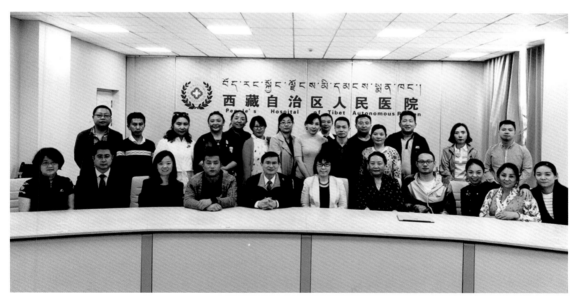

图 6-23 　2018 年超声科学科建设座谈会合影

（前排左起）王健、夏宇、张一休、普布次仁、李建初、戴晴、拉姆次仁、王亮、杨萌、尼玛玉珍、朱沈玲等专家参与会议。

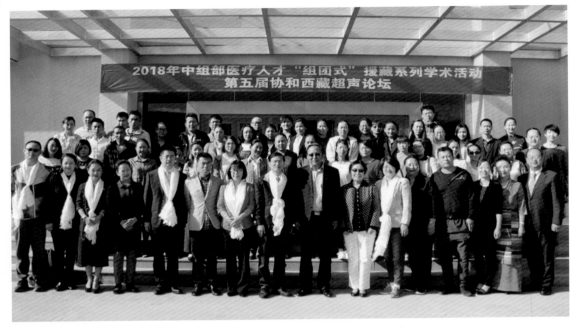

图 6-24　2018 年第五届协和 – 西藏超声论坛合影

格桑罗布副院长、刘晓军副院长、徐书真、尼玛玉珍、戴晴、李建初、夏宇、杨萌、王亮、张一休、朱沈玲、王健等专家参与会议。

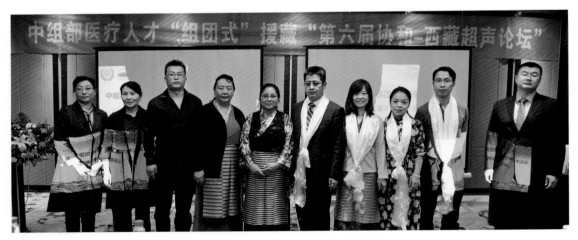

图 6-25　2019 年第六届协和 – 西藏超声论坛合影

（右起）仲光熙、赖兴建、杨萌、张一休、夏宇、尼玛玉珍、拉姆次仁、普布次仁等参与会议。

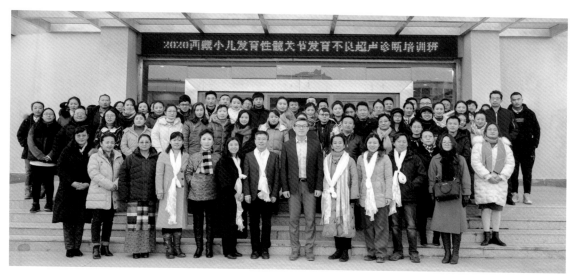

图 6-26　2020 年西藏小儿发育性髋关节不良超声诊断培训班合影
陈虎副院长、尼玛玉珍、陈涛、杨筱等专家参与会议。

（三）援藏项目落地开花

在双方人员的共同努力下，西藏自治区人民医院超声科医生的医教研管能力得到很大提升：获批 3 项西藏自治区人才开发专项基金、2 项西藏自治区自然科学基金组援医学项目、1 项西藏自治区科技厅重点研发与转化计划项目；发表 7 篇科研论文；荣获西藏自治区科学技术奖三等奖；科室多次获得优秀科室的荣誉。

附录：北京协和医院超声教学基地团队

一、超声医学科教学团队

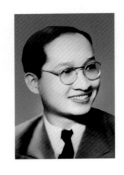

邹贤华　教授、硕士生导师

邹贤华（1923～1995年），祖籍江苏南通，1949年毕业于同济大学7年制医学系，在上海公济医院（现上海市第一人民医院）内科担任医师。1950年积极参加抗美援朝运动，作为首批医疗队队员奔赴前线，后随解放军第20军炮兵团治疗血吸虫病，在部队中多次受到表彰并两次荣立三等功。1951～1955年赴苏联莫斯科疗养与理疗学研究所攻读研究生，并获副博士学位；1956～1957年再赴莫斯科，在苏联保健部中央医师进修学院学习。1957～1966年任北京协和医院理疗科副主任；1981～1995年任北京协和医院物理医学康复及超声医学教授、主任医师、硕士生导师，并曾任两科主任。

深谙俄、英、德三语，作为国内物理医学及康复学、医学超声诊断学的创始人及学科带头人之一，曾历任中华医学会理疗学会副主任委员、主任委员，中华医学会物理康复学会主任委员，《中华理疗杂志》副总编等职，并担任中国医学影像学会副会长、中国声学会理事、《中国医学影像学杂志》主编，《中华物理医学杂志》副总编、《中华超声医学杂志》顾问等职。

是国内最早开展高频电疗、体疗、离子导入及水疗等技术的专家之一，并于20世纪50年代应用A型超声开展诊断工作，成为中国第一代超声医学人。发表专业学术论文50余篇，主编《物理医学与康复》《康复医学手册》《超声诊断的临床应用》《B型超声的临床应用》《腹部肿瘤超声诊断》《腹部超声诊断》等专著。

为人师表，教学作风严谨，缠绵病榻期间仍不忘对研究生和青年医师的培养，曾获国家教委授予的"教学四十年奖"。作为亚洲超声联合会会员，为促进超声诊断的国际交流作出了卓越贡献，1988 年获得世界生物与医学协会和美国超声医学会授予的"超声医学诊断先锋奖"。经常告诫自己的学生和后代"要热爱祖国，时刻不要忘中华民族的气节"。在工作中鞠躬尽瘁，缠绵病榻期间仍写完了《临床超声诊断》一书的序言，为医学事业奉献了最后一份心力，留下最后一篇文章，正可谓"春蚕到死丝方尽"！

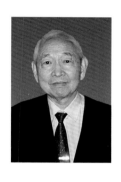

张缙熙　教授、硕士生导师

1931 年 3 月出生于安徽省芜湖市，1950 年考入南京大学医学院，1951 年抗美援朝参军，1955 年毕业于西安第四军医大学本科医疗系，同年到北京协和医院理疗科工作。1972 年起从事超声诊断工作，建立专业组。自 20 世纪 80 年代起，先后赴日本、美国、韩国、中国台湾、新加坡、中国香港及意大利等国家和地区参与学术交流。1986 年学成归国，创建了北京协和医院超声医学科并担任科主任。

在国内较早开创了甲状腺和胰腺的超声检查，坚持超声诊断临床工作，并深入开展科研工作。笔耕不辍，有力地带动了国内腹部及浅表器官超声诊断的发展。至 2017 年他仍坚持在超声诊断一线工作，先后培养研究生 9 名，发表学术论文 100 余篇，主编《B 型超声诊断的临床应用》《小器官及内分泌的超声诊断》《浅表器官及组织超声诊断学》《浅表器官超声诊断图谱》《超声测量图谱》《超声掌中宝——腹部及浅表器官》《腹部和浅表器官超声专家点评》等专著 14 部。

致力于超声技术的全国推广，是国内乃至国际超声领域顶尖专家和领军人物。自 20 世纪 80 年代起历任中华医学会超声分会副主任委员、主任委员、名誉主任委员；20 世纪 90 年代起先后兼任中国超声工程学会副会长、常务理事，北京医师协会超声专业委员会学术指导专家，北京超声医学学会学术指导委员会专家，海峡两岸医药卫生交流协会超声医学专家委员会名誉主任委员等职。曾先后担任《中华超声影像学杂志》主编、《中国超声医学杂志》常务编委、《中华医学超声杂志（电子版）》常务编委及顾问等职。

曾获世界超声医学及生物学联合会先驱奖、日本超声波医学会感谢奖、台湾超声医学特殊超声报告奖、中国医学科学院及北京协和医院先进工作者及杰出贡献奖、中国超声医学工程学会突出贡献奖及卓越贡献荣誉奖、中华医学会超声分会突出贡献奖、中国超声医师协会终身成就奖、周永昌超声医学教育奖－功勋奖等荣誉，享受国务院政府特殊津贴。

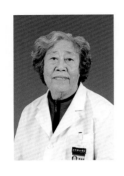

程玉芳　教授

　　1939 年 11 月出生于天津市，1965 年毕业于北京医学院医疗系，同年分配至北京协和医院理疗科工作，1971 年进入超声组（A 型超声），1978 年开始 B 型超声（手动复合式）工作，1986 年进入新组建的超声科，1993 年担任超声科副主任，为超声科的基础奠定及发展均作出了重要贡献，也为科室培养了一代代新生力量。

　　在妇科肿瘤及产科超声检查方面进行了深入的专业及临床研究，在国内较早发表了关于卵巢肿瘤及胎儿畸形的 30 余篇论著，如"滋养细胞疾病的超声诊断与临床分析""胎儿消化系统畸形的 B 型超声诊断""胎儿 Turner 综合征的超声诊断与病理分析""胎儿水肿的超声诊断""B 超对胎儿腹壁畸形的诊断""B 型超声诊断胎儿泌尿系畸形"等，在国内较早提出了卵巢肿瘤的超声分类，恶性滋养细胞肿瘤的超声分型诊断要点，并总结出了良、恶性肿瘤的诊断标准等；关于胎儿畸形的超声研究全面覆盖胎儿的各个系统，在国内妇产超声领域均具有引领作用。

　　编著《胎儿畸形的超声诊断》一书，并参加"七五"攻关项目"产前诊断新方法的研究"，完成"B 超对复杂胎儿畸形的超声诊断"课题，1991 年获"七五"科技攻关重大成果荣誉证书，被评为卫生部首批向农村和基层推广的十项重大医药技术并在全国推广。

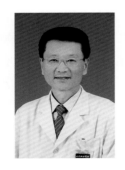

姜玉新　教授、博士生导师、学科带头人

　　担任第十二届、十三届全国政协委员，全国政协教科卫体委员会委员，中央保健会诊专家，第五届中央保健专家组成员。兼任中国医师协会副会长，北京医师协会副会长，北京医学会副会长；中华医学会超声医学分会第五、六、九届主委。国际妇产超声学会中国分会主任委员，亚洲超声医学与生物学联合会副主席；《中华医学超声杂志（电子版）》第三、四届总编辑，《中华超声影像学杂志》第六届总编辑，《中国医学影像技术》杂志第六、七、八届主编等。卫生部有突出贡献中青年专家，北京市优秀教师、全国医德标兵、北京师德榜样，享受国务院政府特殊津贴。

长期在医疗一线工作，多年来主要承担疑难病例的超声会诊工作，解决了大量院内外疑难病例诊断问题。主要研究成果：乳腺病变高频超声与超声引导术前定位，早期诊断、定位引导准确切除亚临床乳腺癌，该方法使乳腺癌患者的预后明显改善。在甲状腺、甲状旁腺疾病超声引导介入诊断与治疗工作，建立标准化超声诊断体系。较早在国内开展肝脏、肾脏、乳腺、甲状腺超声造影研究，建立相关方法，显著提高了常规彩色多普勒超声鉴别困难的恶性肿瘤诊断准确性。主持制定《中国胎儿产前超声检查规范》，并向全国推广，对规范我国产前超声检查和提高产前超声检查质量具有重要意义。

在担任中华医学会超声医学分会主委及亚超联理事、副主席期间，积极开展国际合作与学术交流，建立了与亚超联、国际妇产科超声学会及美国、意大利、澳大利亚、韩国等超声医学会的合作关系。联合举办国际会议及学术活动几十场：包括 10 届中意高峰论坛、4 届国际妇产超声研讨会、5 次世超联、亚超联学术研讨会、11 届北京医学影像发展论坛等，为促进我国超声医学与世界接轨作出了巨大贡献。

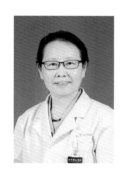

姜颖　*副教授、硕士生导师*

硕士研究生导师。协和医院超声科副主任，北京医师协会超声医学专家委员会专家、《中国超声医学杂志》编委、《中国比较医学杂志》编委等及多个专业杂志的特约审稿人。

从事超声医学专业临床及教学工作 35 年余。业务范围包括：腹部、心脏、大血管及外周血管、妇科、乳腺及甲状腺等浅表器官超声，腔内、介入及术中超声、声学造影等。培养研究生多名。参加多项国家级课题研究，以及超声诊断主动脉夹层，激素补充治疗对女性盆腔、乳腺、甲状腺、心血管等的影响，糖尿病大血管病变，皮瓣及穿支血管的超声检测等临床研究工作。主编及参加编写 8 本超声专业书籍。发表及交流专业文章 30 余篇。

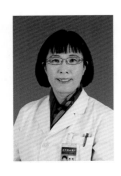

戴晴　教授、硕士生导师

1979 年 9 月就读于广州中山医科大学，1983 年 6 月来北京协和医院临床实习一年，1984 年 7 月毕业分配至北京协和医院超声医学科工作至今。

2000 至 2004 年在美国费城托马斯杰斐逊大学医院及天普大学医院交流学习及工作。

曾担任超声科副主任多年、超声科主任多年。

擅长妇产科疾病的超声诊断，以及小器官与腹部疾病超声诊断。

主要社会兼职：北京医学会超声医学专业委员会副主任委员，国家卫生健康委全国产前诊断专家组成员，中国医师协会超声医师分会专家委员会副主任委员，中国医师协会超声医师分会妇产专委会副主任委员，中国医学影像技术研究会超声分会妇产专业委员会副主任委员，海峡两岸医药卫生交流协会超声医学分会妇产专委会副主任委员，中国妇幼保健协会母胎医学分会常委，中国医学影像技术研究会超声医学分会常务理事，中国超声医学工程学会妇产专业委员会常委，中国医学教育协会产前超声学组常委等;《中国医学影像技术》常务编委，《中华医学超声杂志》(电子版)、《中国超声医学杂志》《中国医学影像学杂志》《中国产前诊断杂志》《肿瘤影像学杂志》及《北京医学》等杂志编委，《中华超声影像学杂志》通信编委等。

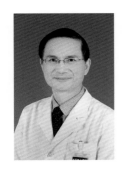

李建初　教授、博士生导师、科主任

师从著名超声医学专家张缙熙教授和姜玉新教授，分别于 1993 年和 2008 年获超声医学硕士、博士学位。从事超声临床工作近 30 年，一直坚持超声教学和科研工作。已培养及在培博士生 6 名，硕士生 6 名，临床博士后 3 名。

技术较为全面，擅长浅表器官（甲状腺、乳腺、阴囊、淋巴结等）、腹部血管、颈部及四肢血管和腹部脏器超声检查。2001 年和 2011 年分别在美国纽约大学医学院蒙萨拉医院和纪念斯隆 – 凯特琳癌症中心访问交流。

共发表专业论文百余篇，其中 SCI 期刊论文 20 余篇。主编著作 6 部，代表作《血管和浅表器官彩色多普勒诊断学》及《周围血管和浅表器官超声鉴别诊断图谱》；副主编 8 部；参编多部指南，如《血管和浅表器超声检查指南》《腹部超声检查指南》《中国浅表器官超声检查指南》。主持国家级、北京市科学基金课题 7 项及院校级课题 3 项，参与基金课题多项。获省部级科学技术进步奖 5 项。肾动脉狭窄领域系列科研成果现已转化为一整套成熟、完善的彩色多普勒超声检查规范，并制定了肾动脉狭窄的超声检查指南，相关研究获 2008 年度中华医学科技奖三等奖。

担任《中国医学影像技术》主编、多部杂志编委。现任中华医学会超声医学分会委员兼秘书长，中国医师协会超声医师分会委员，国家超声医学质控中心委员，北京医学会超声医学分会候任主任委员，北京医师协会超声专科医师分会会长，北京市超声医学质控中心主任等职。

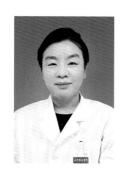

蔡胜　教授、硕士生导师

1991 年毕业于华西医科大学医疗系，获双学士学位。1991～2017 年在北京协和医院超声医学科工作，2018 年到国际医疗部工作至今。技术全面，致力于腹部、妇产、血管、浅表器官和介入超声工作，承担胎儿畸形的会诊工作，是北京协和医院特需疑难病会诊中心成员。

2001 年曾在美国纽约大学 Mount Sinai Hospital 做访问学者，主修腹部及介入性超声。2005 年赴意大利学习超声造影新进展。共发表专业论文 60 余篇，其中 SCI 期刊论文 10 余篇。参与撰写专著 7 部。参与国家级基金及北京市基金课题 8 项，获省部级科学技术进步奖 4 项。

现任中华医学会超声医学分会腹部学组委员，北京医师协会超声专家委员会介入专业委员会委员，北京医学会超声医学分会介入超声学组委员，曾担任中国医学影像技术研究会腹部专业委员会副主任委员。中国医师协会超声医师分会《甲状腺超声检查指南》起草专家。

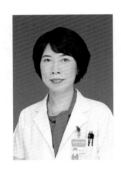

孟华　教授、硕士生导师

1995 年毕业于中国协和医科大学临床医学系八年制，医学博士，北京协和医院超声诊断科主任医师。在胎儿畸形的产前超声诊断方面造诣深厚，现为北京市产前诊断专家组主要成员，每年承担北京市胎儿畸形的超声转会诊、北京市产前超声筛查及诊断培训考核等工作。

在姜玉新教授领导下，作为第二负责人，2006～2017 年完成了"十一五""十二五"国家科技支撑计划全国产科超声多中心研究课题（严重胎儿结构异常影像学产前筛查和诊断新技术的研究 2006BAI05A04、基于基层医院的胎儿孕早中期超声筛查方案的评价研究 2014BAI06B05）；作为第二完成人，科研成果"适合中国国情的标准化产前超声筛查与诊断体系的建立和推广应用"获得省部级奖项四项，包括 2018 年度教育部高等学校科学研究优秀成果奖二等奖及中国出生缺陷干预救助基金会科技成果奖二等奖等。

现任中国优生科学协会出生缺陷预防专业委员会副主任委员，中华医学会超声医学分会妇产超声学组委员，国际妇产超声学会中国分会专家委员会委员等。

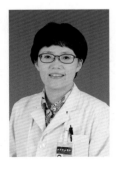

吕珂　教授
● 医学博士
● 主任医师、博士生导师
● 科室副主任
● 介入及造影亚专业组组长

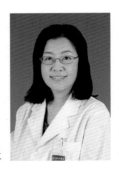

朱庆莉　教授
● 医学博士
● 主任医师、博士生导师
● 乳腺亚专业组组长

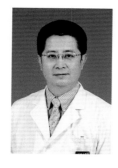

夏宇　教授
- 医学博士
- 主任医师、博士生导师
- 医技党总支书记、科室副主任
- 甲状腺亚专业组组长

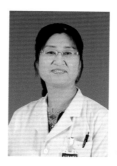

齐振红　教授
- 医学学士
- 主任医师
- 妇科亚专业组组长

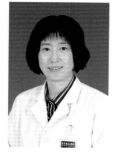

刘赫　教授
- 医学博士
- 主任医师、硕士生导师
- 乳腺亚专业组副组长

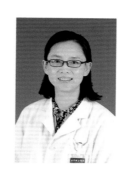

谭莉　副教授
- 医学博士
- 副主任医师
- 腹部亚专业组组长
- 介入及造影亚专业组副组长

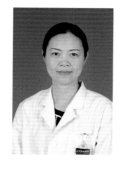

徐钟慧　副教授
- 医学博士
- 副主任医师
- 产科亚专业组组长

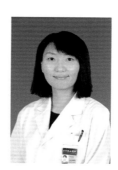

王红燕　副教授
- 医学博士
- 副主任医师
- 血管亚专业组组长

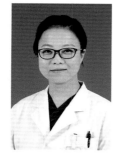

张璟　副教授
- 医学博士
- 副主任医师
- 腹部亚专业组副组长

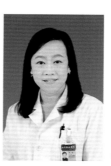

李娜　副教授
- 医学博士
- 副主任医师
- 血管亚专业组副组长

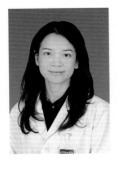

欧阳云淑　副教授
- 医学博士
- 副主任医师
- 产科亚专业组副组长

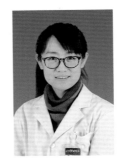

鲁嘉　副教授
- 医学博士
- 副主任医师

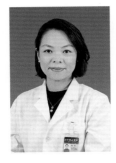

杨萌　副教授
- 医学博士
- 副主任医师
- 主任助理、超声党支部纪检委员
- 肌骨亚专业组组长

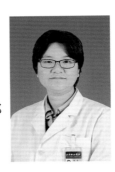

张青　副教授
- 医学博士
- 副主任医师
- 主任助理
- 甲状腺亚专业组副组长

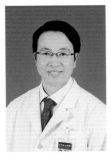

赖兴建　副教授
- 医学博士
- 副主任医师
- 男科亚专业组组长

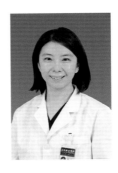

杨筱　副教授
- 医学博士
- 副主任医师
- 肌骨亚专业组副组长

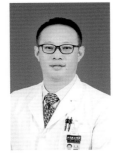

王亮　副教授
- 医学博士
- 副主任医师
- 直肠亚专业组副组长

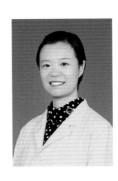

张一休　副教授
- 医学博士
- 副主任医师
- 超声医学科党支部书记

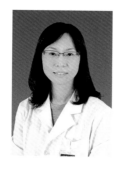

李文波　副教授
- 医学博士
- 副主任医师
- 科室秘书、超声党支部
  组织委员

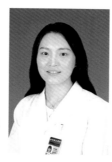

孝梦甦　副教授
- 医学博士
- 副主任医师
- 进修医师及高研班管理

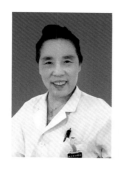

张淑琴
- 主管技师

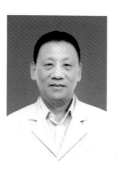

卢树宽
- 主管技师

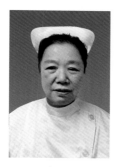

程铁花
- 主管护师

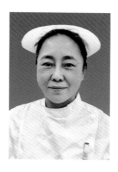

高嫔
- 主管护师

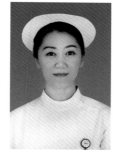

林海珊
- 主管护师

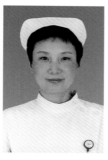

高宇
- 主管护师

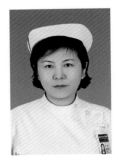

孟伟
● 主管护师

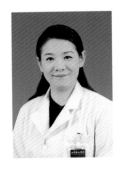

朱沈玲　主治医师
● 医学学士

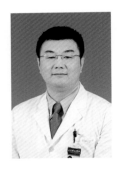

仲光熙　主治医师
● 医学博士
● 直肠亚专业组组长

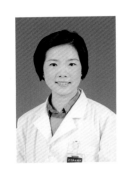

刘真真　主治医师
● 医学博士
● 妇科亚专业组副组长

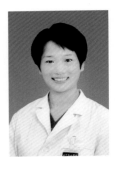

苏娜　主治医师
● 医学博士

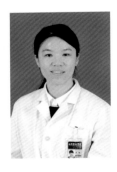

韦瑶　主治医师
● 医学博士
● 信息关键用户

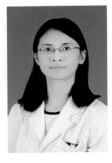

王亚红　主治医师
● 医学博士
● 科室教学秘书

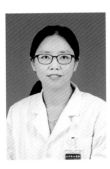

徐雯　主治医师
● 医学博士

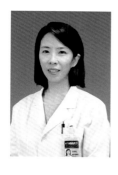

张晓燕　主治医师
- 医学博士

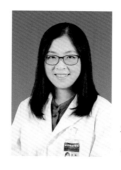

桂阳　主治医师
- 医学博士

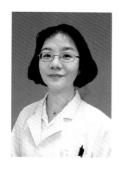

王铭　主治医师
- 医学博士
- 科室科研管理助理

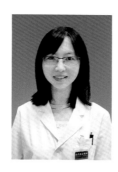

武玺宁　主治医师
- 医学博士
- 超声党支部宣传委员
- 高研班管理助理

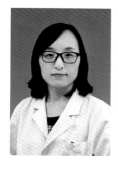

赵瑞娜　主治医师
- 医学博士
- 进修医师管理助理

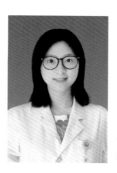

王若蛟　住院医师
- 医学博士

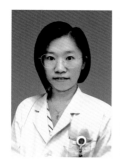

高璐滢　住院医师
- 医学博士

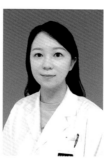

王莹　住院医师
- 医学博士

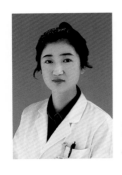

陈天娇　住院医师
● 医学硕士

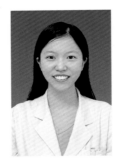

陶蕙茜　住院医师
● 医学博士

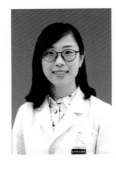

张莉　住院医师
● 医学博士
● 超声党支部青年委员

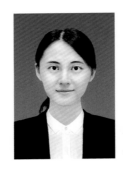

马莉　临床博士后
● 医学博士

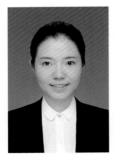

邹蜜　临床博士后
● 医学博士

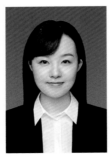

陈雪琪　临床博士后
● 医学博士

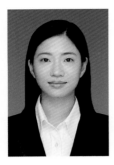

陈程　临床博士后
● 医学博士

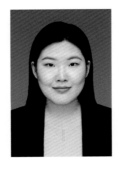

董一凡　临床博士后
● 医学博士

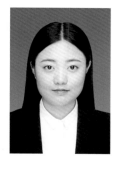

王欣　临床博士后
● 医学博士

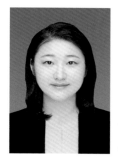

晋思琦　临床博士后
● 医学博士

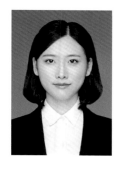

李京璘　临床博士后
● 医学博士

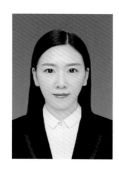

赵佳琳　临床博士后
● 医学博士

二、心内科超声心动图教学团队

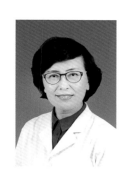

张抒扬　教授、主任医师、博士生导师
北京协和医院党委书记、副院长
中国医学科学院北京协和医学院副院校长（兼）

　　张抒扬，1986年毕业于北京医科大学临床医学系，保送到中国协和医科大学攻读博士学位，师从我国著名心血管病专家方圻教授和金兰教授，1991年获临床医学博士学位，毕业后留院工作。自1986年起，在协和医院内科和心脏内科经过严格规范培训，先后担任住院医师、总住院医师、主治医师和副主任医师，2004 年晋升为主任医师和教授。1995～1999 年在美国做心脏科临床博士后研究，被美国指导老师国际著名的介入心脏病学家 Dr.Ramee 评价为"未来最有前途的心脏病学专家之一"。回国后历任心内科副主任、心导管室主任、临床药理研究中心主任。2011 年任北京协和医院副院长，2015 年起兼任中国医学科学院北京协和医学院副院校长，2019 年任北京协和医院党委书记。享有国务院政府特殊津贴，为国家卫生计生委突出贡献中青年专家，长江学者作为主要研究者承担和参与了国家多项研究课题，目前是国家"十三五"科技重点研发计划精准医学"罕见病队列研究"项目的首席专家。作为一名跨学科的临床医学、临床药理和慢病管理专家，组织领导并参与了 30 余项国际和国内多中心药物临床试验，目前已主编 / 译专著 9 部，发表学术论文 180 多篇，包括 *NEJM*，*lancet*、*Science*、*EHJ* 等国际高水平学术期刊。

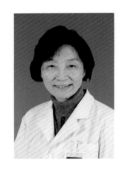

朱文玲　教授、主任医师、博士生导师

朱文玲，1963 年毕业于上海第一医学院。多年临床工作中，积累了丰富的临床经验。在抢救心血管急症危重患者方面经验丰富。有扎实的内科基础知识，对继发于全身性疾病和不易确诊的心血管疾病的诊断治疗有独到之处，如感染性心内膜炎、缩窄性心包炎、多发性大动脉炎、主动脉夹层、肺栓塞、心脏淀粉样变性、围生期心肌病以及甲状腺功能亢进性心脏病、甲状腺功能减退、嗜铬细胞瘤、血色病、结缔组织病等引起的心脏疾病等。1985 年从美国学习心脏超声技术回国后，牵头进行优生优育胎儿超声心动图应用的临床研究，在国内较早开展左室舒张功能临床研究，大剂量和小剂量多巴酚丁胺超声心动图负荷试验以及 20 世纪 90 年代初在全国最早开展血管内超声成像临床应用研究。应用经胸及经食管超声心动图使不少疑难病得到确诊，如各种先天性心脏病、瓣膜病、感染性心内膜炎、心肌病、缩窄性心包炎及主动脉夹层等。在先天性心脏病术前诊断方面，超声技术在协和医院已完全替代了心导管技术。曾任内科副主任、心内科主任。培养硕士、博士研究生和博士后 20 多名。享有国务院政府特殊津贴。

与超声有关的获奖情况：1991 年胎儿超声心动图的临床研究获卫生部科技进步三等奖。血管内超声成像的临床应用研究获 2000 年北京市科技进步二等奖。血管内超声和多普勒技术在冠状动脉疾病诊治中的应用研究获 2006 年国家科技进步二等奖。主编《系统性疾病与心脏》和《心脏疑难病例解析》，参加 10 部著作撰写，发表文章 120 多篇。

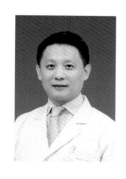

荆志成　教授、主任医师、博士生导师、心内科主任

荆志成，北京协和医院心内科主任兼中国医学科学院肺血管医学重点实验室主任。北京协和医学院内科学及遗传学两个专业方向博士研究生导师。

1994 年本科毕业于潍坊医学院，1998 年获得北京协和医学院（原中国协和医科大学）内科学专业（心血管病方向）医学博士学位。2004 年 11 月至 2006 年 10 月在法国巴黎十一大学从事博士后研究。2008 年在同济大学晋升为教授、内科学博士生导师，2009 年晋升为主任医师。2018 年当选北京协和医学院首批"长聘教授"。2020 年当选意大利帕多瓦大学心脏病学系教授。

截至 2019 年底，已荣获国家杰出青年科学基金、"长江学者"奖励计划特聘教授、国家"万人计划"科技创新领军人才、百千万人才工程国家级人选暨有突出贡献的中青年专家、中国医师奖、国务院政府特殊津贴、中国侨界突出贡献一等奖、树兰医学青年奖、科技北京百名领军人才、上海市领军人才、上海市曙光学者、上海市银蛇奖等国家和省部级人才荣誉和奖项。

目前担任《中华心血管病杂志》《中华医学杂志（英文版）》副总编辑，北京医学会血栓与止血分会主任委员，中华医学会心血管病分会结构性心脏病学组副组长，意大利内科学会官方杂志 *Internal and Emergency Medicine* 以及欧洲呼吸学会官方杂志 *European Respiratory Review* 副主编等学术职务；2019 年当选世界肺高血压协会（WSPHA）首届科学委员会委员。2020 年 1 月起，正式出任国际血栓与凝血学会（International Society of Thrombosis and Haemostasis，ISTH）官方旗舰杂志 *Journal of Thrombosis and Haemostasis* 副主编，主要负责静脉血栓形成与肺栓塞领域方向。

截至 2019 年底，发表经同行评议 SCI 论文 103 篇，总影响因子 954.095，总计被引次数 10336 次，H 指数 36，i10 指数 72。作为课题负责人承担"十三五"国家重点研发项目、国家自然科学基金重点项目暨重大国际合作项目、北京市自然科学基金重点项目等国家和省部级纵向科研项目多项。作为 Global steering committee member 和 national leading PI or coordinator 等领导多项国际、国内多中心新药、注册登记等临床试验。2019 年 12 月国际权威学术期刊《欧洲心脏杂志》(Eur Heart J, 2019, 40: 3881-3885) 在世界优秀心血管中心专栏长篇报道了荆志成教授领导的团队 20 年来在中国为肺血管科学以及肺血管疾病患者所付出的努力和取得的成就。

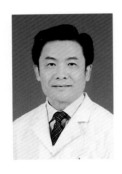

严晓伟　教授、主任医师、博士生导师，内科学系副主任

严晓伟，1985 年毕业于上海医科大学医学系。1990 年 6 月在中国协和医科大学获医学博士学位。2002 年 6 月晋升为北京协和医院心内科主任医师、教授。1995 年 9 月至 1998 年 4 月在瑞士苏黎世大学医院心内科进行博士后研究，主要从事脂代谢异常和动脉粥样硬化以及高血压方面的研究。在国内外医学杂志以第一作者或通信作者发表论著或综述 220 余篇，著书约 100 余万字，主编 / 主译专著 10 部（其中副主编 7 部）。历任北京协和医院心内科副主任、主任，现任北京协和医院内科学系副主任、博士研究生导师。

2020 年北京协和医院第三批国家援鄂抗疫医疗队队长、北京协和医院援鄂抗疫医疗队重症病房主任。目前为北京协和医院（新冠疫情）院感防控院级专家指导组成员。

现任中华医学会理事，中国高血压联盟常务理事，北京医师协会高血压专业专家委员会副主任委员，中国老年医学会老年心脑血管病专业委员会常委，中国老年保健协会心血管专业委员会常委，北京心血管学会常委，中华医学会心血管病分会心血管代谢学组成员，中国医师学会心血管病分会专家委员会委员，中国医师学会高血压病分会专家委员会委员。《中华心血管病杂志》《中国循环杂志》《中华高血压杂志》《中华老年心脑血管病杂志》《中国心血管杂志》编委。国际高血压学会、欧洲心脏病学会、欧洲心力衰竭学会成员。

临床工作着重于各种心血管病危险因子（高血压、脂质代谢异常、糖尿病等）的防治、心力衰竭诊治、血栓栓塞性疾病的抗凝和抗血小板治疗、动脉粥样硬化心脑血管病的一级预防和二级预防，以及全身性疾病累及心脏的诊治等。主要研究领域包括：脂质代谢异常、难治性高血压及其发病机制以及动脉粥样硬化及其发病机制。

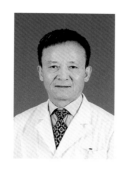

倪超　教授、主任医师

长期从事心血管内科临床工作，经验丰富。早年师从朱文玲教授研习超声心动图技术，成为本院第一批掌握彩色超声多普勒诊断方法的心内科医师、第一批经食管超声心动图的操作者；专攻领域为超声心动图药物负荷试验与运动负荷试验、室壁运动分析和计算机图像处理，有关论文曾在第三、四届全国超声心动图学术会议（1993年、1995年）、第八届中日友好超声医学国际学术大会（1994年）上交流，曾获第三届全国超声心动图学术会议优秀论文，还获得过中美上海施贵宝第三届医学发展基金会优秀论文二等奖（1995年），并在国家级刊物上发表多篇论著；参与过多项国内、国际多中心临床试验，内容涉及急性心肌梗死的溶栓治疗、心力衰竭治疗及高血压的药物治疗；曾在美国哥伦比亚大学、密歇根大学考察医学教育及超声实验室。

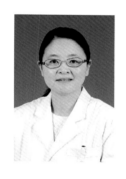

陈未　教授、主任医师、硕士生导师、心内科副主任兼保健医疗病房主任

1997年毕业于华西医科大学临床医学系，2006年获得协和医学院心血管病专业博士学位。1997年至今在北京协和医院工作。对于高血压、冠心病等常见病，心力衰竭、心肌病、瓣膜病等心脏病变的诊断、处理，以及超声心动图诊断等方面有较为丰富的经验。临床和研究重点为心肌浸润性疾病、心肌梗死后瘢痕修复、炎症反应和心室重构。获得过北京协和医院优秀住院医师、优秀教师、优秀员工、2012年美国华裔心脏协会（CNAHA）及长城国际心血管会青年医师奖第一名。2009～2011年在美国贝勒医学院及爱因斯坦医学院进行博士后研究。2017年前往纽约长岛 St Francis Hospital Heart Center 进修超声心动图在介入和手术围术期的应用。获得多项国家自然科学基金、北京市自然科学基金、医科院协和青年

基金。任中华医学会心血管病学会心血管病影像学组委员、中国医师协会心力衰竭专业委员会青年工作委员会常委、中国"标准化病人"实践教学指导委员会专家委员。在国内外医学期刊发表科研论文八十余篇，参与编写多部医学专著。

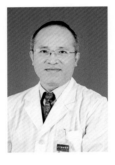

方理刚 教授
- 医学博士
- 主任医师
- 博士生导师
- 心内科副主任
- 超声心动图亚专业组组长

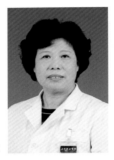

张丽华 副教授
- 医学硕士
- 副主任医师

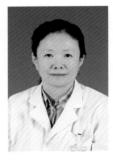

田庄 副教授
- 医学博士
- 副主任医师
- 国际医疗部副主任

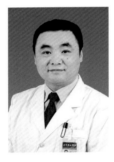

刘永太 副教授
- 医学博士
- 副主任医师

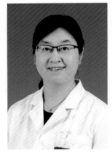

李玲 副教授
- 医学硕士
- 副主任医师

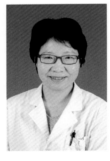

林雪 副教授
- 医学博士
- 副主任医师

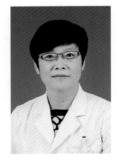

朱燕林 副教授
- 医学博士
- 副主任医师

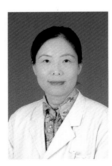

徐瑞燚 副教授
- 医学博士
- 副主任医师

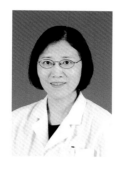

郭潇潇　副教授
- 医学博士
- 副主任医师
- 主任助理

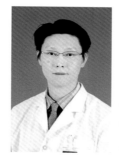

赖晋智　主治医师
- 医学博士
- 教学秘书

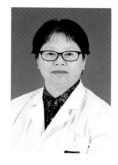

杨静　主治医师
- 医学硕士

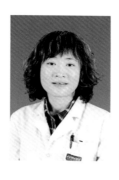

王辉　主治医师
- 医学博士

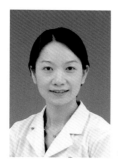

刘颖娴　主治医师
- 医学博士

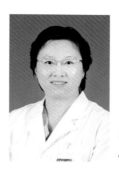

朱园园　主治医师
- 医学博士

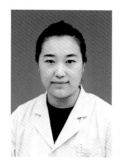

张博为　主治医师
- 医学博士

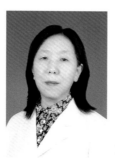

郭立琳　副主任技师

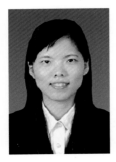

尹杰 技师

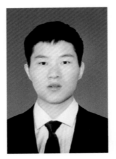

魏统辉 技师

三、招生信息

1．基地住院医师招生

报名网址 http://bjzyy.wsglw.net，招生考核以现场面试为主，包括基本知识、英语水平、学习成长经历、心理学测试、个人素养、形象风度等方面的考核。

2．研究生招生

信息发布平台：北京协和医院官方网站。

研究生教育网页：http://www.pumch.cn/postgraduate.html。

3．临床博士后招生

北京协和医院官网通知，报名网址为 http://www.pumch.cn；临床医学博士后项目办联系电话：010-69155751。

4．高级研修班招生

利用北京协和医院官方网站、超声医学科网站及中国医师网发布招生信息。招生政策及条件咨询邮箱为 xhcs2015@163.com。

5．进修医师招生

报名网址为 http://cme.pumch.cn/study。

致　　谢

　　筚路蓝缕三十余载，以启山林勇创辉煌。北京协和医院超声医学科在三十余载的发展中，不断壮大的队伍用矢志不渝传承着协和精神，也用仁心仁术传递着医者的温度与真情。在学界人士一直以来的热切关注、大力支持和积极参与下，《北京协和医院超声教学基地介绍》一书终于得以付梓印刷。希望借此书记录几代超声人励精图治的心血结晶与不可磨灭的精神传承，见证协和超声医学砥砺奋进的成长与发展历程。

　　为确保内容的客观、准确及严谨，各位专家在本书的编写过程中，经历了从初期的确立写作方向，到对纳入内容及图片的反复斟酌，历经十余次热烈讨论与多番修改，在此过程中不断提升编撰质量，直至最终成稿，每一环节都离不开专家们辛苦而忘我的工作。

　　在此，谨代表全体编委向每一位参与编写的专家和编务成员表示由衷的感谢，感谢你们在百忙之中的辛勤付出，也对你们在书籍编写过程中所展现出的严谨治学精神致以诚挚的敬意。正是得益于你们的无私付出，确保了北京协和医院超声教学基地信而有证地通过本书全面呈现。

　　协和超声不仅孕育了大量超声医学人才，也向全国传输了诸多教学、医疗、科研、管理的新技术、新知识、新理念。展望未来，协和超声教育之门永远向有志之士敞开，希望我们能够携手同心，砥砺前行，共同为中国超声医学事业发展作出新的更大贡献！

　　感谢为此书提供图片、文稿并进行修改校对工作的超声医学科、心内科全体同仁及物理医学康复科、教育处、医务处、院办、科研处等科处室同道们！

　　感谢对超声教育基地给予支持帮助的院领导及各临床医技科室和职能处室全体同道！

　　感谢兄弟医院同道们一直以来给予的支持与帮助！